U0850589

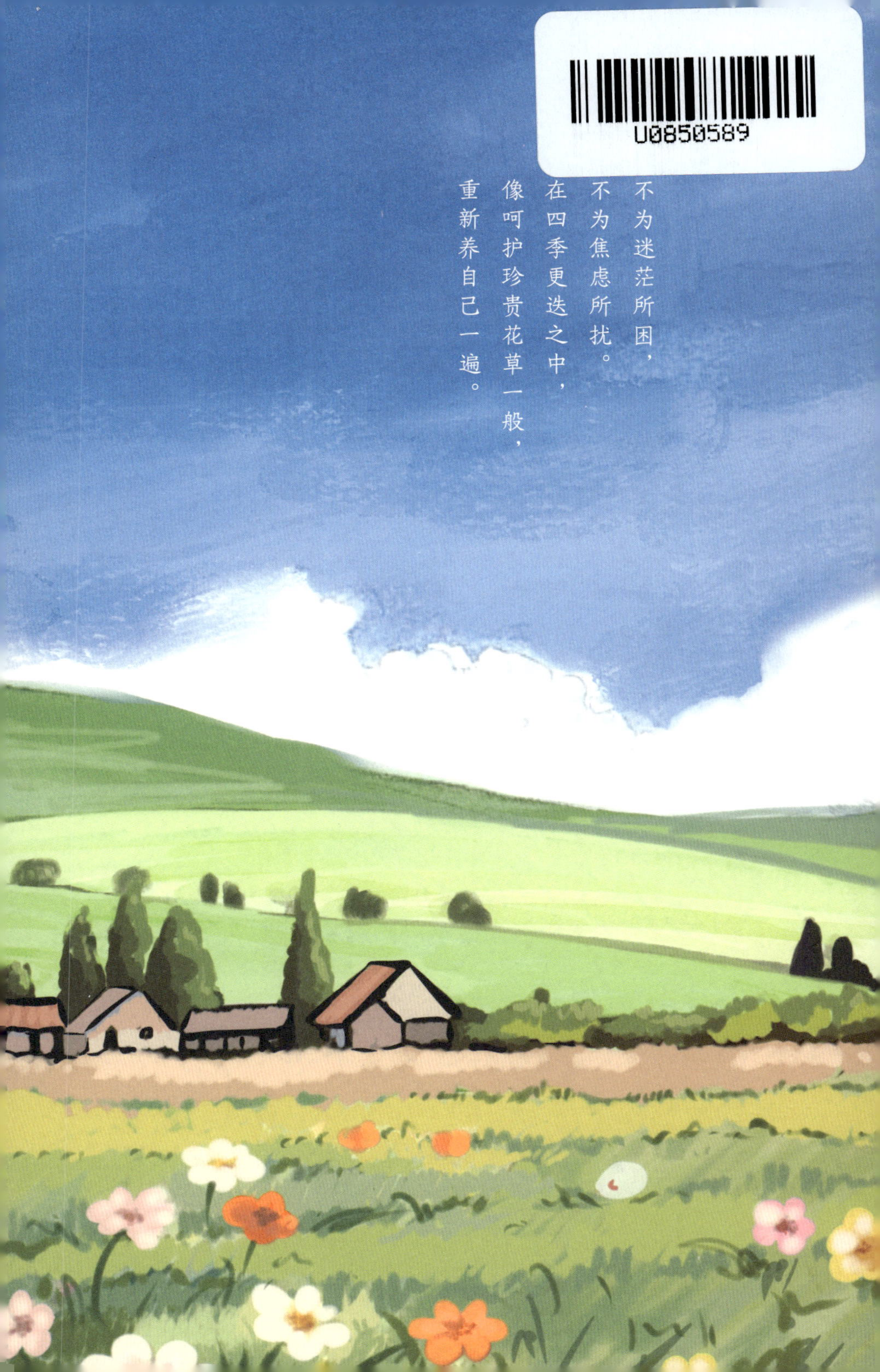

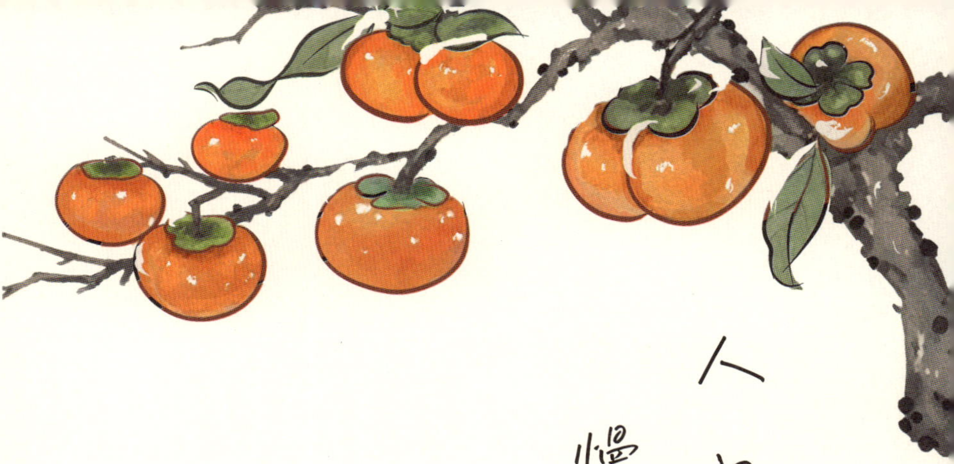

人间有味
慢煮辰光

——食药物质食养方

主编
高围溦

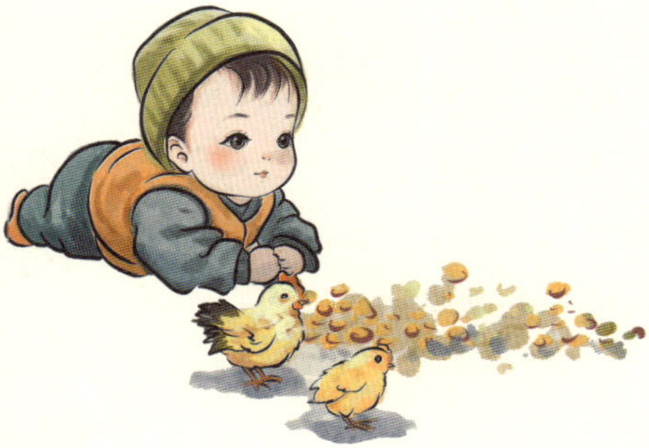

上海科学技术出版社

内容提要

这是一本大健康时代关于慢生活、
关于自我疗愈的食养健康工具书。

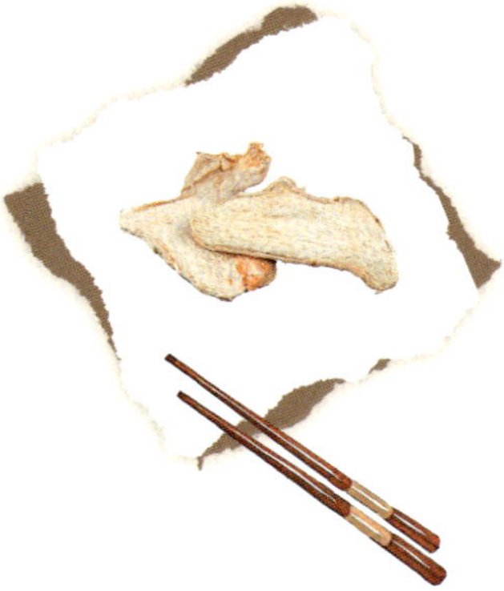

全书以 106 味食药物质为基础，每味食药物质配上精美图案，不仅有性味、功效，还结合现实生活需求，精心设计了 212 道简单易行的食疗食养方。

此外，书中还秉承天人合一、顺应四时、万物并育理念，穿插了节气手绘图，将自然界的韵律与食养之道融合，让读者在品味生活的同时，亦能感受到四季更迭与生命律动。

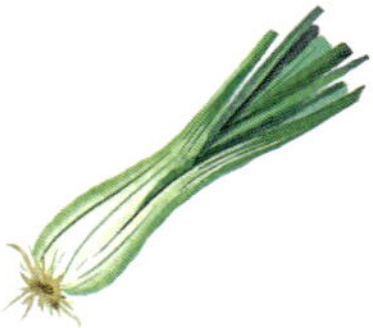

在这本书中，每一味食药物质都被赋予了生命的意义，它们不仅仅是食材，更是自然赋予我们的疗愈力量。从开篇的“把自己当成花草来呵护”，到“等待花期”的耐心与坚持，书中的文字如同温柔的指引，带领我们在喧嚣的世界中找到内心的宁静，倾听内心的声音。

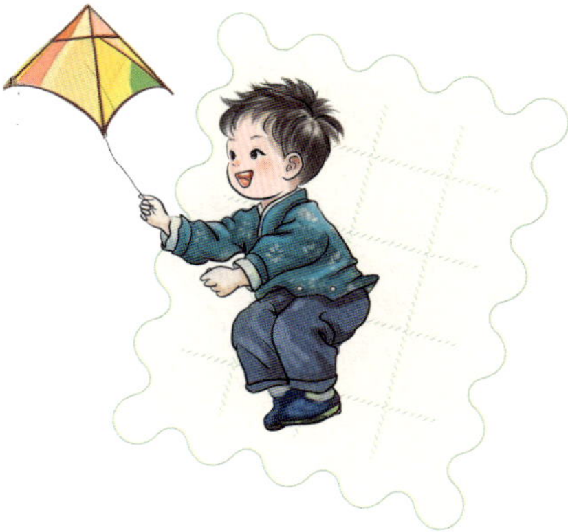

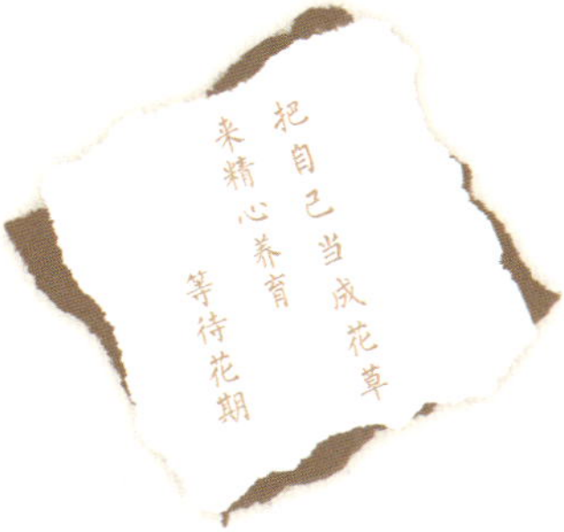

以食为引，以心为媒，
慢下来，让我们一起跟随这本书的指引，
用食养的力量，
慢煮辰光，滋养身心，
品味这人间的美好与温暖。

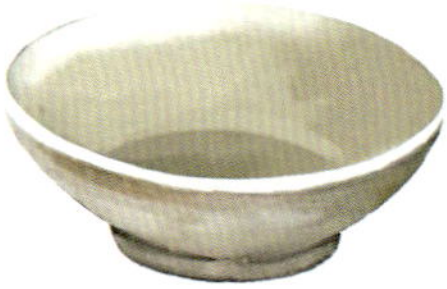

编委会名单

主　编

高围溦

副主编

贾　杨　何国忠

编　委

（按姓氏笔画排序）

王　琼　王春艳　王海丽　石　云　毕丽娟　刘　鹏

刘志琳　苏丽娜　苏征佳　杨茜雯　肖　芸　应嘉炜

宋　夏　张　进　张晶滢　陈　晖　邵明珅　卓鹏伟

周义军　庞素银　庞森森　郑宜南　袁丹仪　徐立思

徐碧瑶　徐燎宇　康　乾　蔡　华　蔡　珏　蔡轶明

插　画

盛　欣

目 录

01

第 1 章

根及根茎类

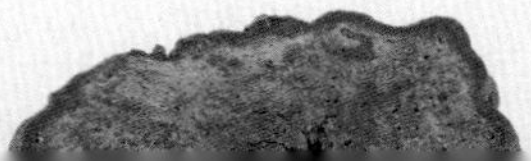

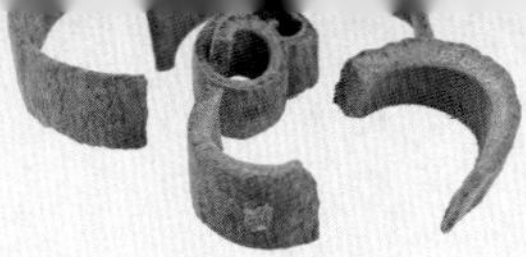

02

第 2 章

茎木及皮类

03

第 3 章

叶类

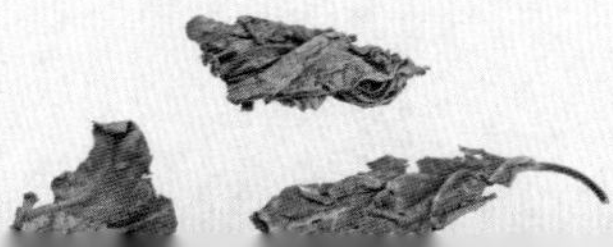

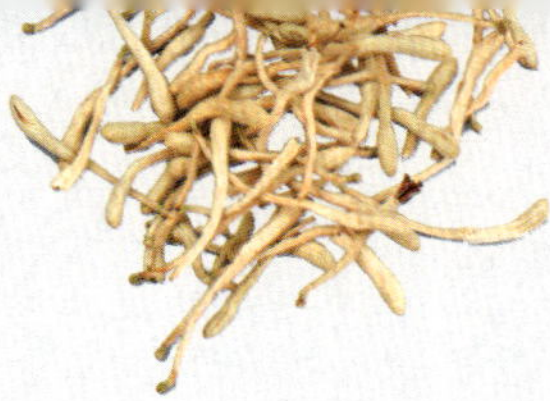

04

第 4 章

花类

05

第 5 章

果实种子类

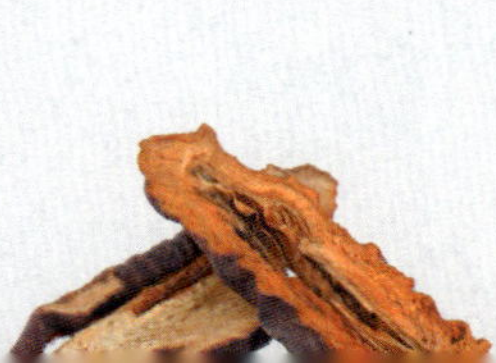

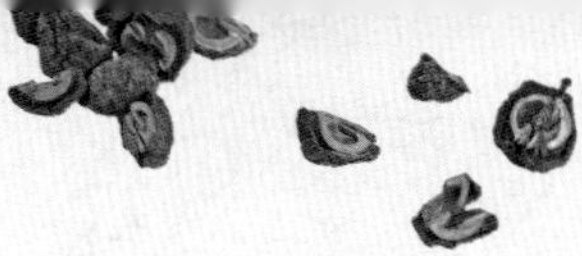

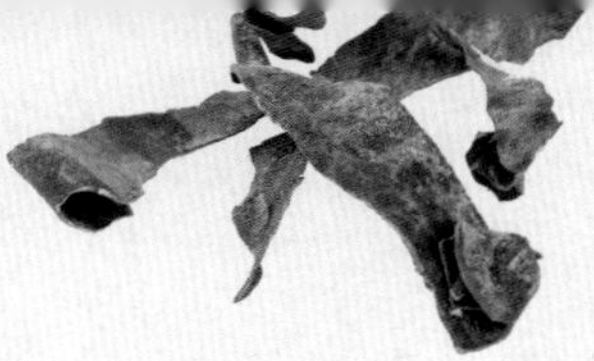

06

第 6 章

全草类

07

第 7 章

动物类

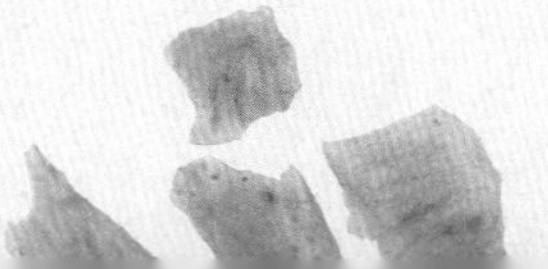

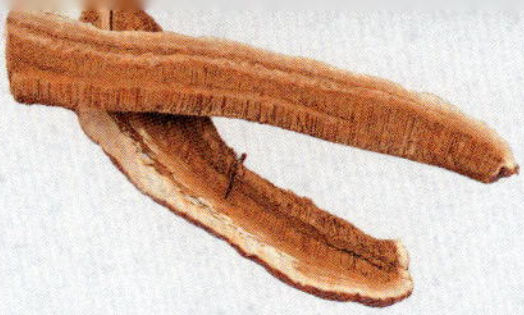

08

第 8 章

菌类

附录

第 1 章

根及根茎类

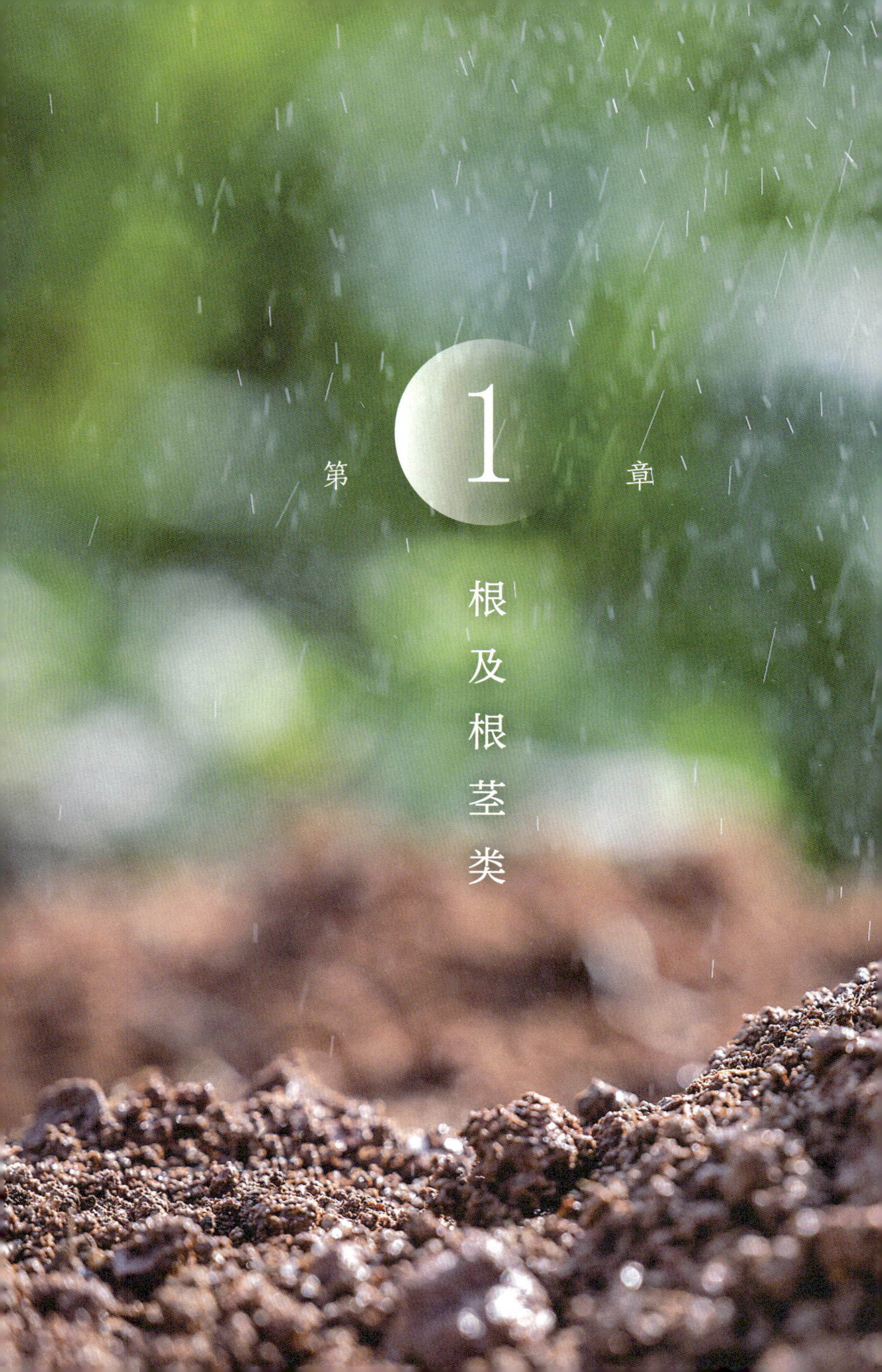

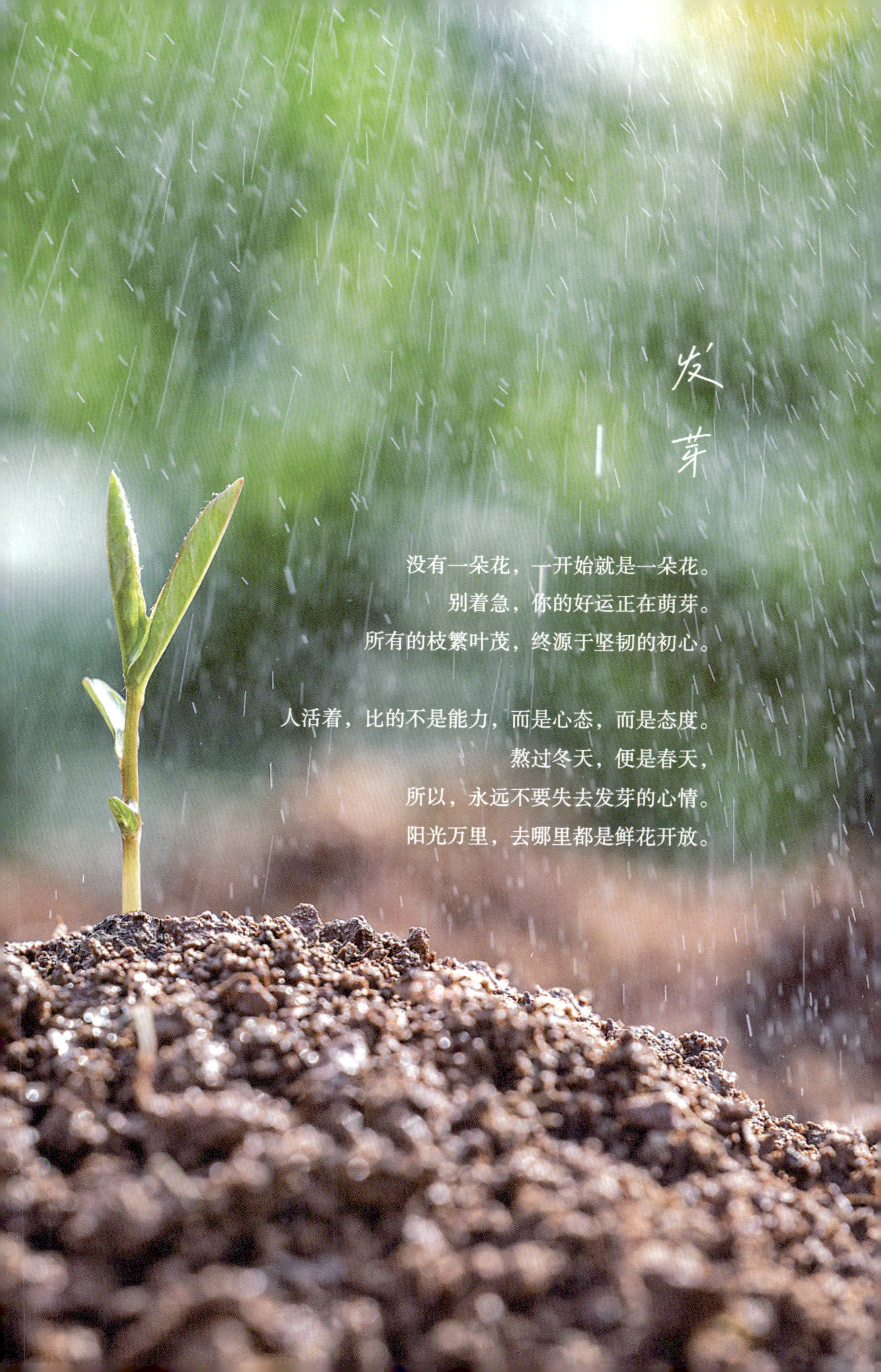

发芽

没有一朵花，一开始就是一朵花。
别着急，你的好运正在萌芽。
所有的枝繁叶茂，终源于坚韧的初心。

人活着，比的不是能力，而是心态，而是态度。
熬过冬天，便是春天，
所以，永远不要失去发芽的心情。
阳光万里，去哪里都是鲜花开放。

山药

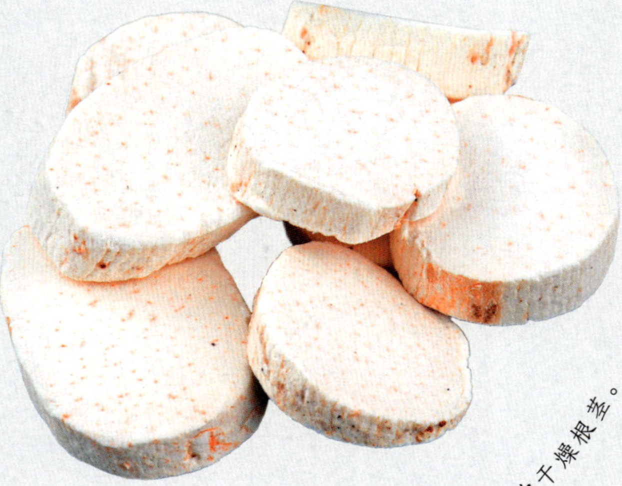

为薯蓣科植物薯蓣的干燥根茎。

性味

味甘，性平。

食养方法

入菜、煮粥。

补脾养胃，生津益肺，补肾涩精。

山药炖羊肚

补脾胃，滋肺肾。

辅助调理　消渴多尿、虚劳羸瘦、食少纳呆、盗汗等症。

配方

山药	200克	羊肚	300克

备注：葱结、姜片、盐、味精、黄酒、胡椒粉各适量。

制作

将羊肚洗净，拌上盐，用水不断揉搓，再用清水冲洗干净后切成小块；山药洗净切片，与羊肚、葱结、姜片、盐、黄酒放入锅中，加清水适量，用大火烧沸后，改用小火炖熬至熟，捞出葱结、姜片，加入味精、胡椒粉即成。

食养方

山药大枣薏米粥

健脾利湿，补中益气。

辅助调理　头晕头痛、胸闷气短、脘腹胀满等症。

配方

鲜山药片（去皮）	150克	大枣	15枚
薏苡仁	50克	大米	50克
白糖	适量		

制作

鲜山药片去皮、切片；将大枣、薏苡仁、大米洗净后入锅，加适量水煮至大米化开，再入鲜山药片煮成粥，加白糖调味即可。

玉竹

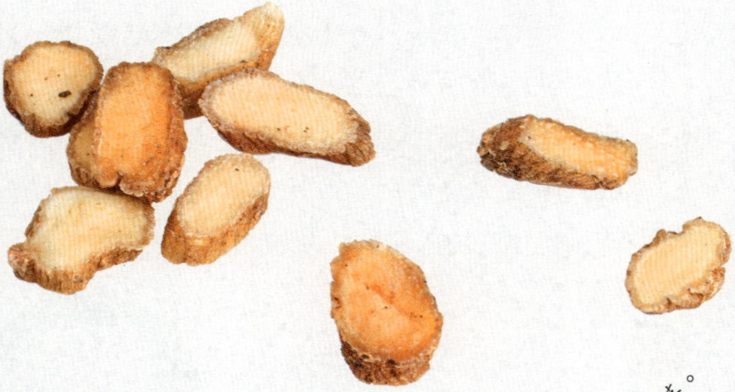

为百合科植物玉竹的干燥根茎。

养阴润燥，
生津止渴。

性味

味甘，性微寒。

食养方法

煮粥、冲泡。

食养方

玉竹粥

滋阴润肺，生津止渴。

辅助调理　糖尿病或高热病后的烦渴、口干舌燥、阴虚低热不退等症。

配方

玉竹　15 克（鲜者加倍）　大米　100 克

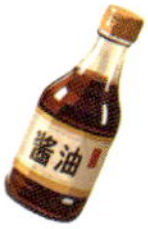

制作

将玉竹择净，水煎取汁，加大米煮为稀粥，再煮一二沸即成，每天 1 剂。

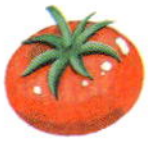

玉竹黄芪饮

补气固表，养阴润燥。

辅助调理　糖尿病、老年性心衰、低血压头晕等症。

配方

玉竹　15 克　黄芪　5 克

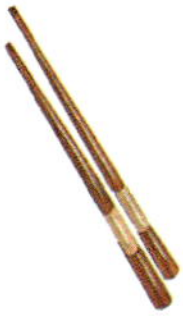

制作

将玉竹、黄芪同置于茶杯中，冲入沸水适量，浸泡 10～30 分钟后代茶频饮。

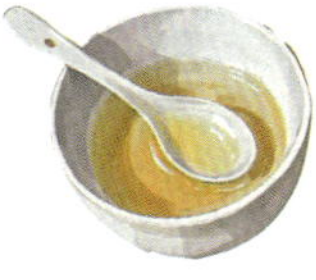

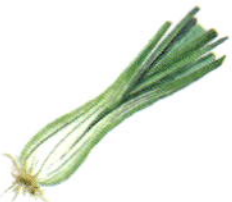

甘草

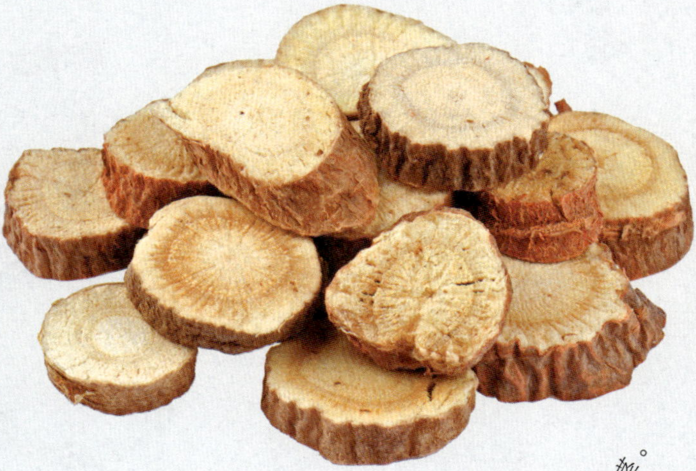

为豆科植物甘草、胀果甘草或光果甘草的干燥根和根茎。

补脾益气，清热解毒，祛痰止咳，缓急止痛，调和诸药。

性味

味甘，性平。

食养方法

煮粥、冲泡。

甘麦大枣粥

养心宁神，和中缓急。

辅助调理　心肝血虚所致的精神恍惚、悲伤欲哭和烦躁等症。

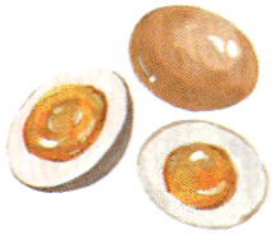

配　方

淮小麦　100克　大枣　10枚
炙甘草　10克

制　作

食养方

先将炙甘草加水1 000毫升，大火煮开取汁；再用炙甘草汁煮小麦和大枣，水沸后改小火煨至小麦烂熟成稀粥即可。早晚空腹各服一碗。

备注：甘草亦可直接泡茶饮，以清热解毒、止咳祛痰。

绿豆甘草粥

清暑，利湿，解毒。

辅助调理　暑热及各种药物中毒。

配　方

绿豆　100克　生甘草　10克

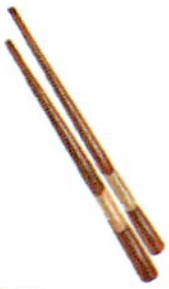

制　作

将绿豆、生甘草分别洗净后，一起入锅，加水适量，大火烧开后转小火煮至绿豆烂熟即可。可经常食用。

白芷

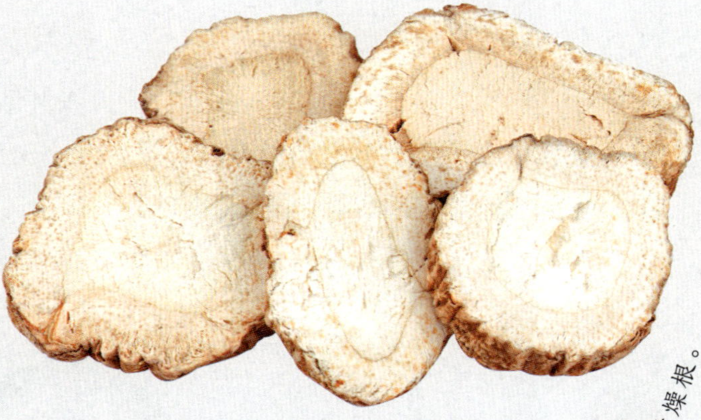

为伞形科植物白芷或杭白芷的干燥根。

解表散寒，祛风止痛，宣通鼻窍，燥湿止带，消肿排脓。

性味

味辛，性温。

食养方法

制酒、入菜。

食养方

白芷鱼肚汤

散风止痛，护肤美容。

辅助调理 血瘀、肿痛、鼻流脓涕、肌肤不润等症。

配 方

白芷 15 克 水发鱼肚 300 克

备注：料酒、姜片、葱段、盐、味精、胡椒粉、香油各适量。

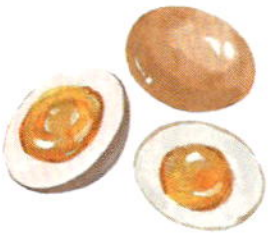

制 作

白芷润透，切片；鱼肚洗净，切块。砂锅中放入适量清水，加入白芷、鱼肚、料酒、姜片、葱段，大火烧沸，改用小火炖 30 分钟，加盐、味精、胡椒粉、香油调味即可。

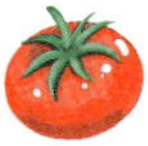

桃花白芷酒

活血通络，润肤祛痘。

辅助调理 面色晦暗、黄褐斑或产后面黯等症。

配 方

干桃花 250 克 白芷 30 克

白酒 适量

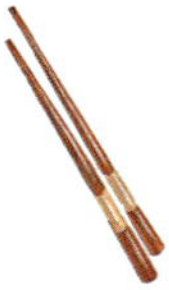

制 作

将干桃花、白芷置于容器中，加入白酒，密封，浸泡 30 天后，过滤去渣，即成。

百合

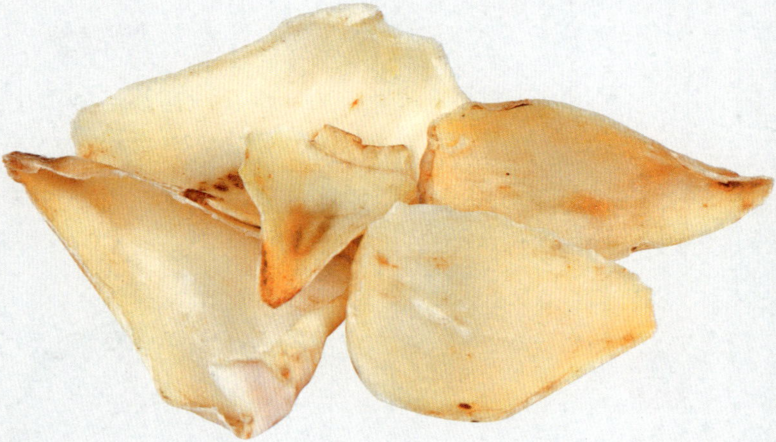

为百合科植物卷丹、百合或细叶百合的干燥肉质鳞叶。

养阴润肺，
清心安神。

性味

味甘，性寒。

食养方法

煮粥。

食养方

百合山药粥

清热润肺，益气健脾，安神。

辅助调理　脾虚头晕、乏力，肺热咳嗽，入睡困难、易醒等症。

配方

百合	30克	山药	50克
粳米	60克	白糖	30克

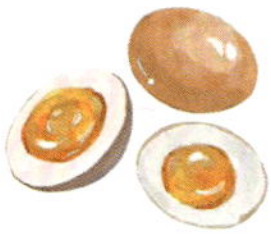

制作

将山药去皮、洗净、切片。粳米淘净，与山药一起入锅，加水适量，再加入百合，先用大火煮沸，再改用小火煨熬，待百合烂时，加入白糖拌匀即成。

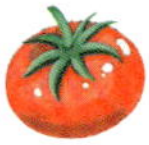

百合马蹄粥

润肺止咳，清心安神。

辅助调理　肺痨久病、干咳少痰、心烦失眠、食欲不振等症。

配方

百合	30克	马蹄	75克
粳米	100克	冰糖	30克

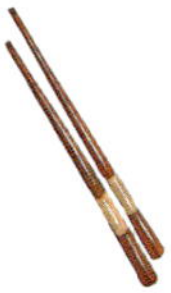

制作

百合用清水洗净，泡软；马蹄去皮，用刀拍碎。粳米洗净，与百合、马蹄一起加水煮粥。粥成时加入冰糖，溶化后稍煮片刻即可。

姜

（生姜、干姜）

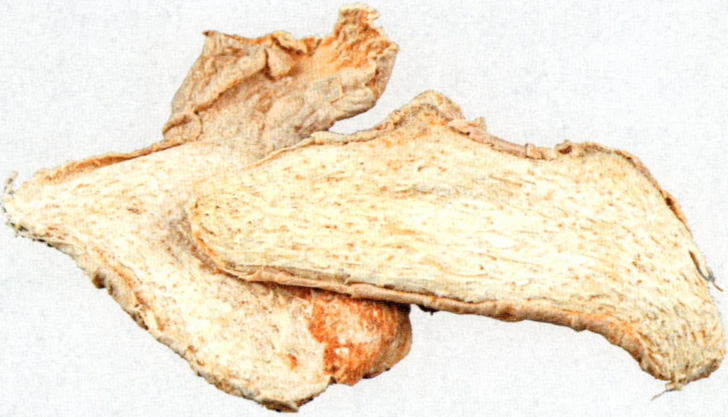

为姜科植物姜的新鲜根茎；干姜为姜科植物姜的干燥根茎。

生姜：解表散寒，温中止呕，化痰止咳，解鱼蟹毒。

干姜：温中散寒，回阳通脉，温肺化饮。

性　味

生姜：味辛，性微温。

干姜：味辛，性热。

食养方法

煮茶、煮粥。

生姜羊肉粥

温中散寒，助阳益气。

辅助调理　身体虚寒、小腹冷痛、孕吐严重等症。

配方

水发大米　100克　羊肉　70克

备注：姜丝、葱花各少许，盐、鸡粉各2克，料酒10毫升。

制作

食养方

将羊肉洗净、切块，加料酒去腥解腻，焯水沥干，备用。砂锅中加适量清水烧热，加入羊肉、姜丝、料酒，大火烧开后转小火煮约20分钟，倒入水发大米，搅拌均匀，转小火熬煮约30分钟至食材熟透，加盐、鸡粉、葱花调味。

生姜肉桂散寒茶

散寒除湿，温阳益气。

辅助调理　气血不足、阳虚体寒等症。

配方

生姜　15克　肉桂　6克

蜂蜜　适量

制作

砂锅中注入适量清水烧热，倒入生姜、肉桂。盖上锅盖，用中火煮30分钟。关火后揭开盖，搅拌均匀，用杯子盛入煮好的药茶，调入蜂蜜即可。

桔梗

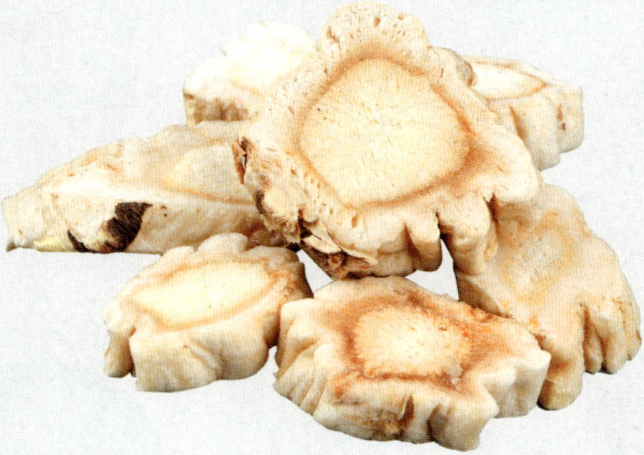

为桔梗科植物桔梗的干燥根。

宣肺利咽，祛痰排脓。

性味

味苦、辛，性平。

食养方法

煮粥、入菜。

桔梗花生米

健脾和胃，润肺化痰，清咽止咳。

辅助调理　适合大多数人食用，尤其适合脾胃不和、便秘等症。

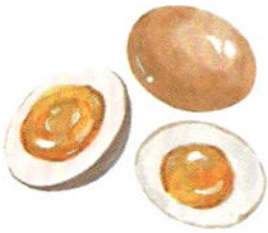

配方

桔梗　150 克　　黄瓜　150 克

花生仁　50 克

备注：花椒、大料、盐、花椒油、香油、米醋各适量。

食养方

制作

将桔梗去皮、洗净、撕成条，用盐开水焯一下，用温水浸泡，再用清水浸洗、沥干、切成丁；黄瓜洗净，切丁；将洗净的花生仁和少许花椒、大料、盐、清水煮熟，再用清水过凉，捞出、沥干；将桔梗、黄瓜、花生仁混合，加入花椒油、香油、米醋、盐，调拌均匀，即可食用。

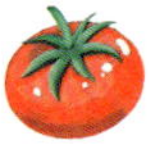

桔梗粥

化痰止咳，清热利咽。

辅助调理　肺热咳嗽、痰多黏稠等症。

配方

桔梗　10 克　　大米　100 克

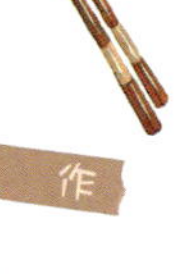

制作

将桔梗洗净，加清水浸泡 30 分钟后捞出；再与淘洗后的大米一起，加水适量，大火烧开后小火熬煮成粥，即可食用。

高良姜

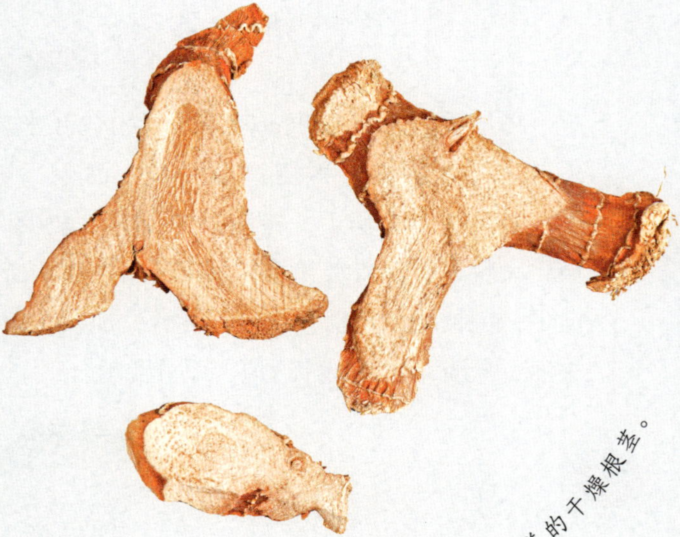

为姜科植物高良姜的干燥根茎。

温胃止呕，散寒止痛。

性味

味辛，性热。

食养方法

煮粥。

食养方

高良姜粥

温中下气，散寒止痛。

辅助调理　胃寒虚冷、心腹冷痛、吐泻转筋等症。

配　方

高良姜	60 克	高粱米	50 克

制　作

取高良姜洗净、切碎，用水煎后去渣、取汁；将汁加入淘洗后的高粱米中，再加入适量水，大火烧开后转小火慢熬成粥。早餐食用。

良姜陈皮粥

温中止痛，行气健脾。

辅助调理　冬季脘腹冷痛、呕吐、泄泻、胀满及痰湿壅滞、咳嗽痰多等症。

配　方

高良姜	10 克	陈皮	10 克
粳米	50 克		

制　作

将高良姜、陈皮洗净，分别切细后，与淘洗后的粳米一起，加水适量，大火烧开后转小火熬煮成粥即可。温服，可常用。

菊苣

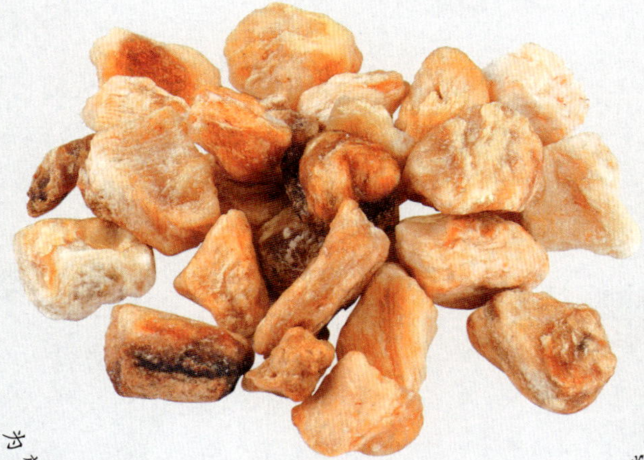

为菊科植物毛菊苣或菊苣的干燥地上部分或根。系维吾尔族常用药材。

清肝利胆，健胃消食，利尿消肿。

性味

味微苦、咸，性凉。

食养方法

煮茶、炖汤。

菊苣苦瓜排骨汤

滋肝明目，清热解毒。

辅助调理　中暑、目暗不明、高血压、高尿酸等症。

配　方

菊苣	10克	苦瓜	50克
排骨	300克		

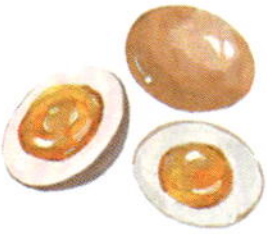

备注：适量料酒、食用盐、生姜、葱。

制　作

食养方

菊苣洗净，苦瓜去囊切片，排骨剁成小块后焯水备用。将排骨加入适量水，倒入少量料酒，大火煮开，转小火炖半小时后，加入苦瓜与菊苣，至煮熟后加入食用盐、生姜片和葱即可。

菊苣栀子茶

利尿消肿，清热解毒。

辅助调理　咽喉肿痛、口疮目赤、小便不利、尿酸高及痛风等症。菊科过敏者慎用。

配　方

菊苣	5克	栀子	5克
葛根	5克	桑叶	5克
百合	5克		

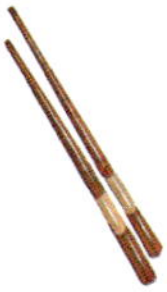

制　作

将菊苣、栀子、葛根、桑叶、百合洗净入锅后，加水适量，大火烧开，转小火煮1小时至所有食物煮熟、出味，取汤饮。每天喝2～3次即可。

黄精

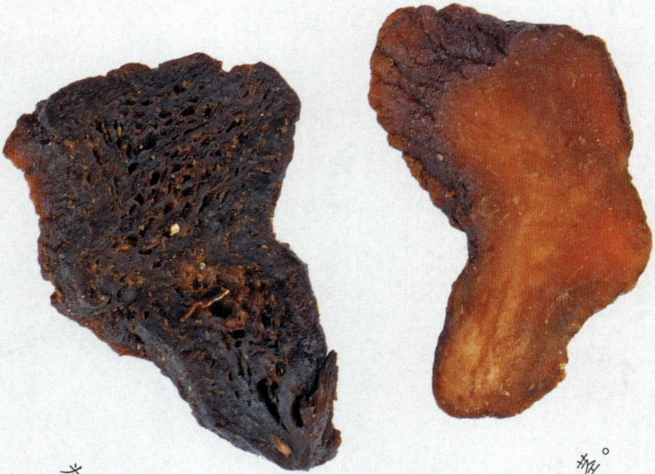

为百合科植物滇黄精、黄精或多花黄精的干燥根茎。

补气养阴，健脾，润肺，益肾。

性味

味甘，性平。

食养方法

煮粥、入菜。

黄精蒸鸡

益气养阴，补肾益精。

辅助调理　气阴两虚、脾胃虚弱、肺虚咳嗽、肾虚及腰膝酸软等症。

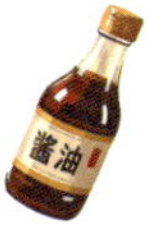

配方

黄精	30 克	党参	30 克
怀山药	30 克	母鸡	1 只（约 500 克）

制作

食养方

先将鸡肉切成 1 寸见方小块，入沸水中，烫 3 分钟捞出，装入蒸锅内，加葱、姜、花椒、食盐等调料，再放入洗净的黄精、党参、怀山药，加盖蒸 3 小时即可食用。

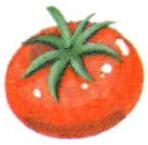

黄精粥

滋阴补肾，益气养血。

辅助调理　肾虚腰酸、脾胃虚弱、干咳无痰、咳血等症。

配方

黄精	20 克	粳米	100 克
白糖	适量		

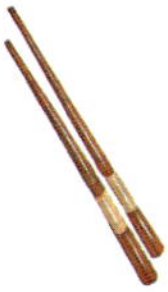

制作

先将黄精煮汁，去药渣，再加入淘净的粳米一起，加适量水，大火煮开后转小火煮至粥熟，加白糖调味即可。

葛根

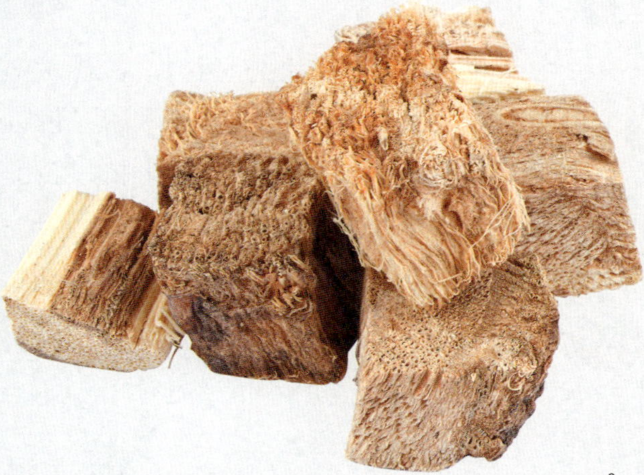

为豆科植物野葛的干燥根。

解肌退热透疹，生津止渴，升阳止泻，通经活络，解酒毒。

性味

味甘、辛，性凉。

食养方法

煮粥、冲泡。

食养方

葛根茶

清热除烦，清心降压。

辅助调理　头痛耳鸣、眩晕目赤、舌红尿赤等症。

配方

葛根片　10克　　茶叶　3克

莲子心　0.5克

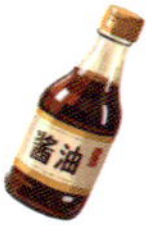

制作

将葛根片、莲子心清水冲洗后，与茶叶一起入杯，冲入沸水，加盖泡15分钟即可。每天1剂，代茶饮用，味淡为止。

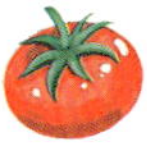

葛根粉粥

发表解肌，生津止渴。

辅助调理　外感表证、眩晕头痛、口渴多饮等症。

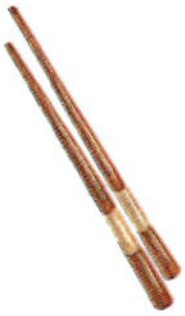

配方

葛根粉　30克　　粳米　60克

制作

取粳米淘洗后，水浸泡，隔夜，次日与葛根粉同入砂锅，加水1 000毫升，大火烧开后，转小火煮至米开粥稠即可。可加白糖调味。每天早晚食用。

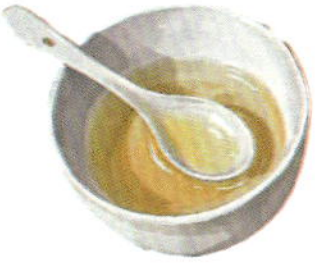

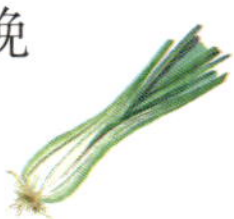

鲜白茅根

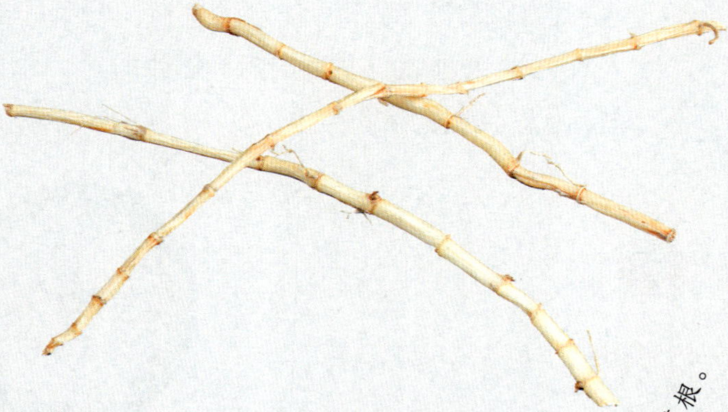

为禾本科植物白茅的新鲜根茎。又名茅根、兰根、白花茅根。

凉血止血，

清热利尿。

性味

味甘，性寒。

食养方法

煮粥、茶饮。

食养方

茅根赤豆粥

清热解毒，利水消肿。

辅助调理　水肿、小便不利等症。

配方

鲜茅根	200克（或干茅根50克）		
赤小豆	50克	大米	200克

制作

先将茅根洗净，加水适量，煎煮半小时，捞去药渣；加入赤小豆煮至将熟，再加入淘净的大米，继续煮成粥。1天内分顿食用。

三鲜饮

凉血止血，清热利尿。

辅助调理　虚劳咳嗽、肺热喘急、吐血衄血、尿血、烦渴水肿等症。

配方

鲜白茅根	60克	鲜藕节	60克
鲜小蓟根	30克		

制作

将鲜白茅根、鲜藕节、鲜小蓟根洗净后，加水适量，大火烧开后转小火煎煮30分钟，去渣取汁，日常饮。

鲜芦根

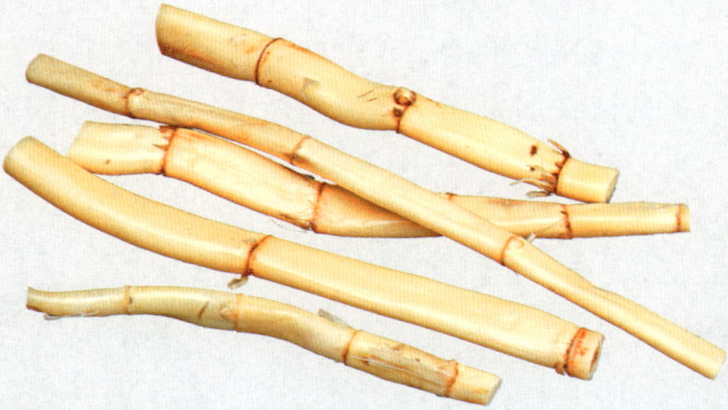

为禾本科植物芦苇的新鲜或干燥根茎。

性味

味甘，性寒。

食养方法

炖品、煮粥。

清热泻火，生津止渴，除烦止呕，利尿。

食养方

生芦根粥

清热，除烦，生津，止吐。

辅助调理　高热引起的口渴心烦、胃热呕吐或呃逆不止等症。

配方

鲜芦根	100克	粳米	100克
生姜	2片		

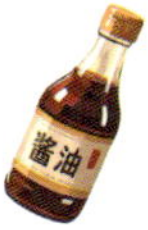

制作

将鲜芦根洗净，切成小段，煎取汁，去渣，加入淘洗后的粳米一同煮粥，粥欲熟时加入生姜，稍煮即可（煮粥宜稀薄）。

鲜芦根炖冰糖

清热生津，润肺化痰，除烦止呕。

辅助调理　咳嗽痰多、胃热口臭、胃热烦渴、呕吐等症。

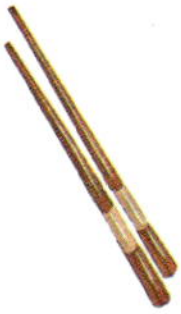

配方

鲜芦根	100克	冰糖	50克

制作

将鲜芦根洗净后切成小段（3～5厘米长），连同适量冰糖一起放入盅内，加清水适量，再放到蒸锅内隔水炖熟，去渣代茶饮。

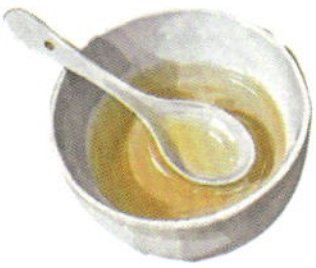

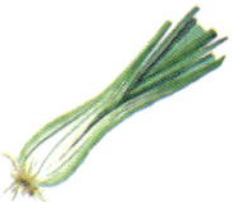

当归

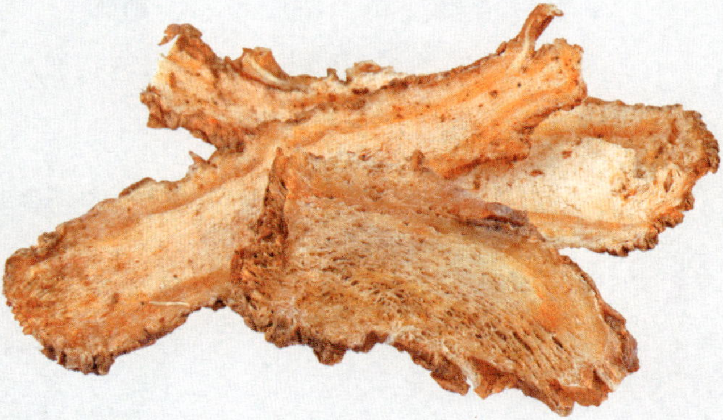

为伞形科植物当归的干燥根。

性味

味甘、辛，性温。

食养方法

茶饮、炖汤。

补血活血，调经止痛，润肠通便。

食养方

当归黄芪茶

补血活血，健脾补中。

辅助调理　血虚萎黄、跌扑损伤、眩晕心悸及脾肺气虚等症。

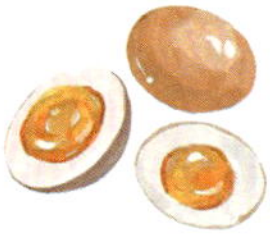

配方

当归	15克	黄芪	30克
红枣	15克	红糖	适量

制作

红枣洗净、去核，黄芪用清水泡洗干净，当归洗净切片，备用。把处理好的红枣、黄芪、当归倒入锅中，注入适量清水，盖上锅盖，大火煮开后转中小火煮20分钟即可。可按个人口味调入适量红糖。

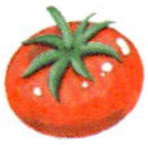

当归羊肉汤

温中补血，调经散寒，养肝补虚。

辅助调理　产后虚劳发热、自汗、肢体痛等症。

配方

羊肉片	500克	当归	25克
党参	25克	黄芪	30克

备注：醪糟60毫升，姜1块，酱油15毫升，盐5克，冰糖5克。

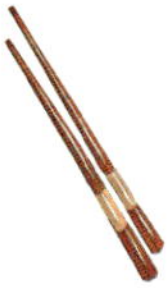

制作

姜去皮切片备用。清水适量加入锅中，大火烧开，将上述食材用水冲洗一下，放入锅中，中火煮15分钟。将羊肉片倒入锅中，水开后撇去浮沫；放入醪糟、姜片，调入盐、酱油和冰糖即可。

山柰

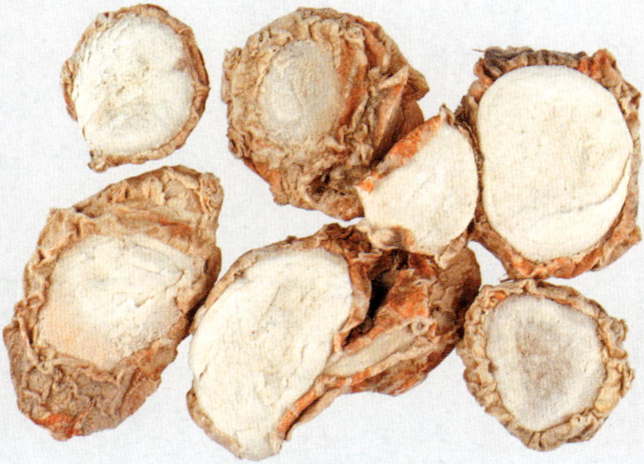

为姜科植物山柰的干燥根茎。又名沙姜。

行气温中，健胃消食，温中止痛。

性味

味辛，性温。

食养方法

入菜。

食养方

山柰猪蹄

行气散痞，健胃消食。

辅助调理　胸膈胀满，饮食不消等症。

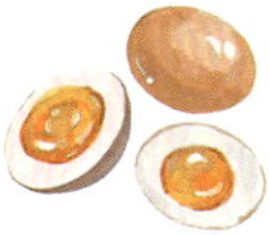

配方

猪蹄	500克	姜	4片
山柰	50克		

备注：熟白芝麻1茶匙，蒜瓣3～5粒，菜籽油、蚝油、生抽、盐、糖适量。

制作

将猪蹄洗净、斩件，焯水后捞起备用；山柰、蒜分别洗净，拍碎备用。开锅下油，加入蒜和山柰爆炒，再加入猪蹄大火翻炒片刻，表面变色后，加入适量水和蚝油、生抽，中火焖煮30分钟，再以盐、糖调味，收汁即成。

山柰鸡块

温中散寒，养胃健脾。

辅助调理　适合消化不良、食欲不振和胃寒等症。

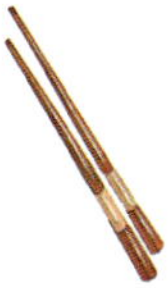

配方

鸡肉	500克	山柰	50克
葱白	50克		

备注：料酒100毫升，食用油、盐和白糖适量。

制作

将鸡肉洗净、剁成小块，并用盐和料酒腌制15分钟；山柰拍碎备用。热锅下油，将鸡肉爆炒至颜色改变，盛出备用；然后将山柰和葱白爆炒，再放入鸡肉，加适量温水，大火烧开后转小火焖煮至熟透即可。可适当加入白糖调味。

姜黄

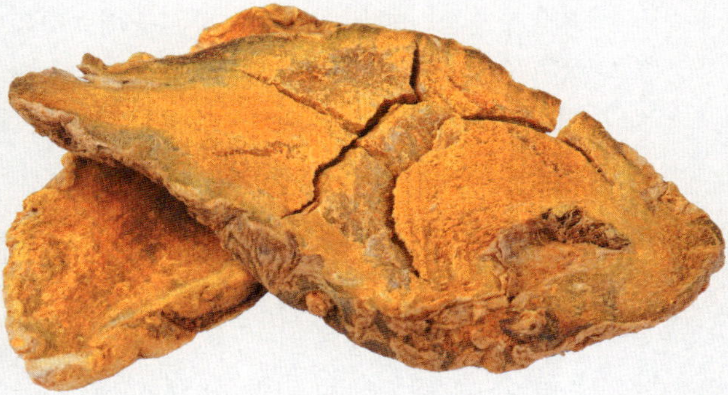

为姜科植物姜黄的干燥根茎。

破血行气，
通经止痛。

性味

味辛、苦，性温。

食养方法

茶饮、入菜。

食养方

姜黄茶

活血行气，通经止痛。

辅助调理　胸胁刺痛，胸痹心痛，痛经经闭，癥瘕，风湿肩臂疼痛，跌扑肿痛等症。

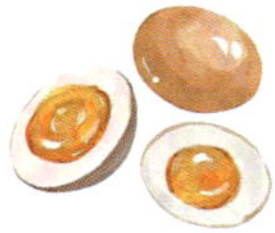

配方

姜黄	3～5 克	蜂蜜	15 克
柠檬汁	30 毫升	水	500 毫升

制作

把姜黄、柠檬汁、水一起加入小锅里，大火加热，并不停搅拌至刚沸腾时，转小火炖 10 分钟，关火，加入蜂蜜，让茶冷却一两分钟。晨起空腹饮用效果好。

姜黄炒饭

解表散寒，温中止呕，化痰止咳。

辅助调理　风寒感冒、胃寒呕吐、寒痰咳嗽等症，以及鱼蟹中毒。

配方

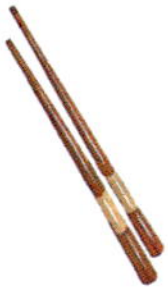

米饭	两碗（500～600 克）	胡萝卜	50 克
香菇	50 克	木耳	50 克
姜黄粉	1 茶匙		

备注：生抽1茶匙，柠檬1个，食用油和盐少量。

制作

把胡萝卜、香菇、木耳洗净切丁，倒入热油锅中爆炒至半熟，加入米饭，继续中火翻炒至饭粒分明，再加入姜黄粉、少量盐炒至均匀即可。也可以根据喜好，挤柠檬汁，翻炒均匀后食用。

薤白

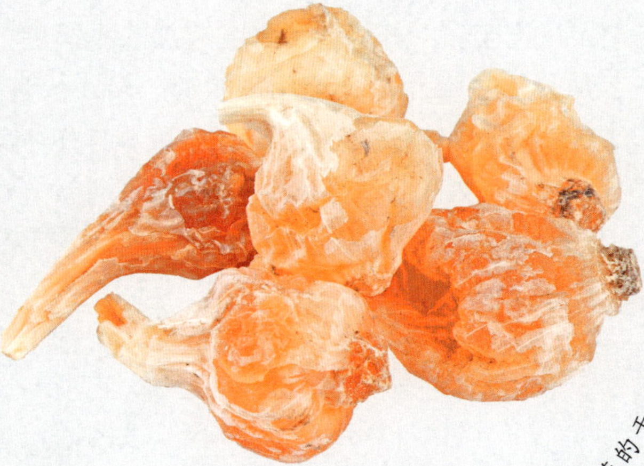

为百合科植物小根蒜或薤的干燥鳞茎。

通阳散结，
行气导滞。

性味

味辛、苦，性温。

食养方法

煮粥、入菜。

食养方

薤白煎鸡蛋

开胃健脾，宽胸除痹。

辅助调理　脾胃阳虚型久痢冷泻，以及心阳不振胸痹等症。

配方

薤白　100克　鸡蛋　3枚

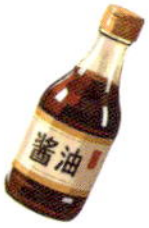

制作

将薤白洗净切细，鸡蛋磕入碗内放盐，用竹筷抽打起泡。把平底锅烧热，放入猪油，油热后倒入鸡蛋液，撒上薤白细末，在火上煎5分钟，将一面煎成焦黄即成。

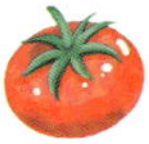

薤白粥

宽胸通阳，行气止痛。

辅助调理　胸脘时闷、怕冷、高脂血症以及呃逆、泄泻等症。

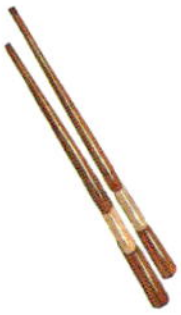

配方

薤白　25克　粳米　100克

制作

将薤白、粳米洗干净后，入锅煮粥，煮熟后加油盐调味品食用。

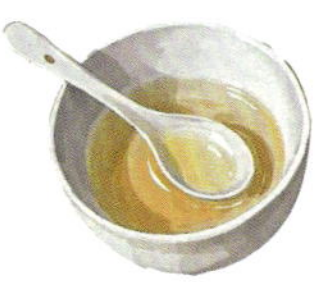

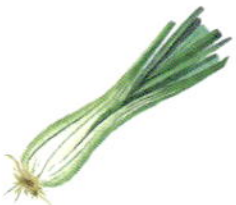

党参

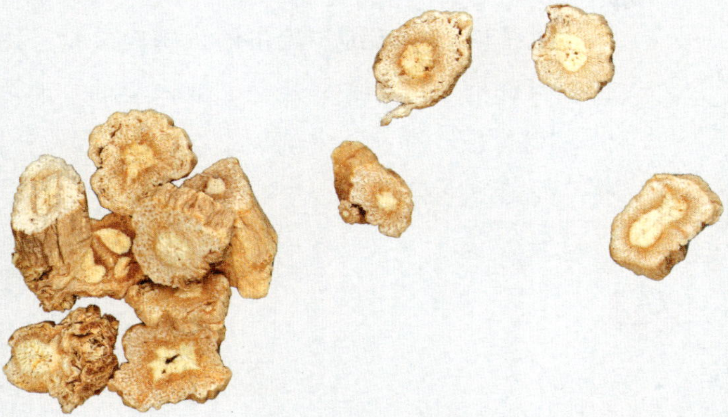

为桔梗科植物党参、素花党参或川党参等的干燥根。

健脾益肺，养血生津。

性味

味甘，性平。

食养方法

煲汤、冲泡。

食养方

鸽子炖党参

滋肝肾，益脾气。

辅助调理　脾胃虚弱、气血不足等症。

配方

鸽子	1只	龙眼肉	3～5个
党参	10克	枸杞子	6克

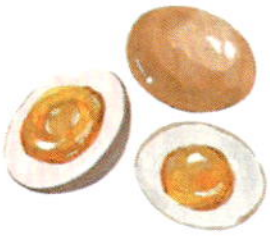

制作

将鸽肉洗干净，切成小块，与龙眼肉、党参同入砂锅，加水800毫升，大火烧开后，转成小火炖煮30分钟；加入枸杞子，小火再炖煮10分钟即可。

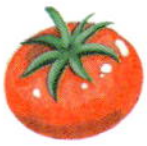

乌鸡炖党参

养血安神、补肾益精、健脾养胃。

辅助调理　疲倦乏力、面色苍白、头昏眼花及产后恶露不净、子宫瘀血等症。

配方

乌鸡	半只	党参	15克
怀山药	15克	水发香菇	50克
大枣	5枚	生姜	适量

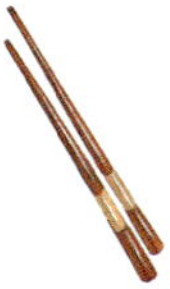

制作

将乌鸡先在沸水中焯去血沫，加入党参、怀山药、香菇、大枣、生姜等原料，加水适量，大火烧开后转小火炖1～1.5小时即可。可加适量盐调味。

肉苁蓉

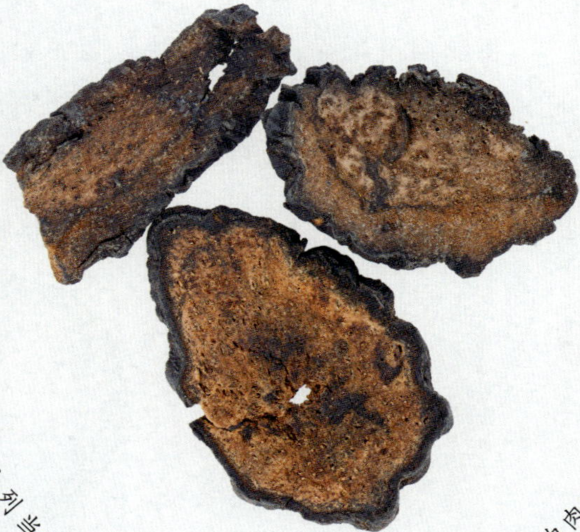

为列当科植物肉苁蓉或管花肉苁蓉的干燥带鳞叶的肉质茎。

补肾阳，益精血，润肠通便。

性味

味甘、咸，性温。

食养方法

冲泡、炖汤等。

食养方

肉苁蓉鸡汤

活血祛瘀，滋补肝肾，益精润燥。

辅助调理　肝肾虚损、精血不足、肢体麻木、腰膝酸软等症。

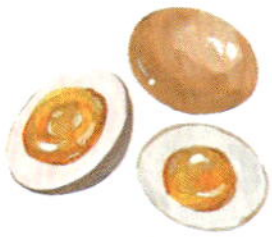

配方

肉苁蓉	50 克	枸杞子	15 克
母鸡肉	500 克	花椒	6 克
生姜	20 克		

备注：料酒20毫升，食盐10克，味精2克。

制作

将肉苁蓉洗净，用少量的酒润透，煎2小时，取出漂洗干净，切片，待用。砂锅内加入清水，烧开，放入生姜、花椒、料酒、母鸡肉，用大火烧开，转小火炖，每隔半小时翻动1次，以免粘锅。炖至六成熟时，滤去汤中的姜、花椒，再用大火烧开，加入用纱布袋装好的枸杞、肉苁蓉，再用小火炖熟。加味精、食盐等调味即成。

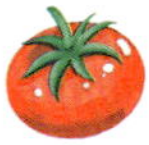

肉苁蓉茶

补肾益精，润肠通便。

辅助调理　肾阳亏虚、肠道津枯便秘及月经不调等症。

配方

红茶	6 克	肉苁蓉	10 克
枸杞子	3 克	蜂蜜	适量

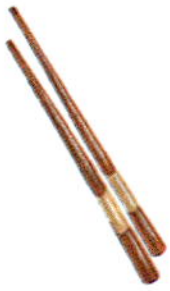

制作

将肉苁蓉洗净，放入锅中加水煎煮。用肉苁蓉的煎煮液冲泡红茶，温热时放入蜂蜜及枸杞子，即可饮用。每天1剂，代茶饮。

西洋参

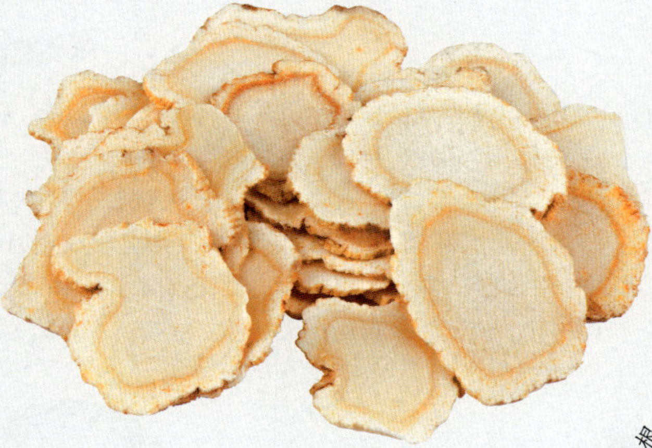

为五加科植物西洋参的干燥根。

补气养阴，
清热生津。

性味

味甘、微苦，性凉。

食养方法

研粉吞服、炖汤、煮粥。

食养方

西洋参炖乳鸽

益气补血、清热生津、滋补肝肾。

辅助调理　气血不足、阴虚火旺、肝肾亏虚等症。

配　方

乳鸽	1只	西洋参	10克
姜片、精盐	少许		

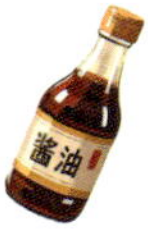

制　作

乳鸽焖杀（鸽子血很补，不放血杀），再洗净，去肠肚。加姜片、西洋参片、精盐，上炖盅隔水蒸1小时即可。

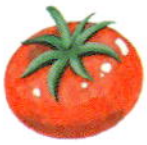

西洋参粥

补气养阴，清热生津。

辅助调理　素体阴虚之口舌糜烂、烦渴气短、肺虚久咳等症。

配　方

西洋参	3克	麦冬	10克
淡竹叶	6克	粳米	30克

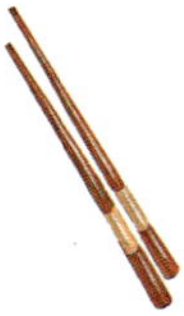

制　作

麦冬、淡竹叶煎汤，去渣取汁，同粳米煮粥；粥将熟，加西洋参（切薄片），煮至粥熟。

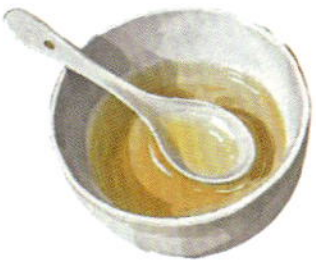

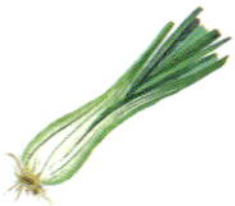

黄芪

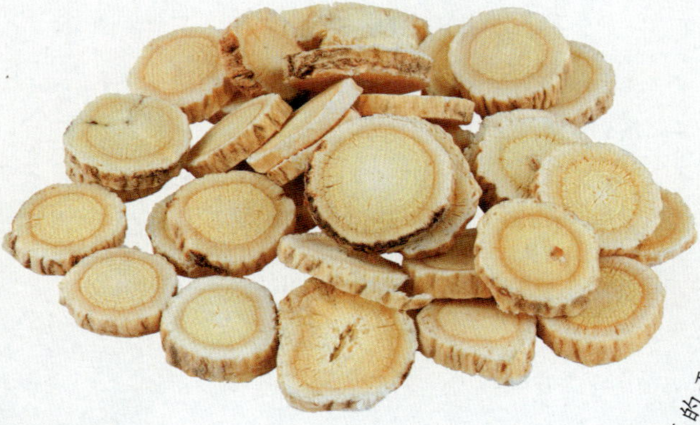

为豆科植物蒙古黄芪或膜荚黄芪的干燥根。

益气补中固表，利水消肿，托毒生肌。

性味

味甘，性温。

食养方法

冲泡、炖汤等。

黄芪羊肉汤

益气健胃，升阳补虚。

辅助调理　体质虚弱、中气下陷之胃下垂、脱肛、子宫下垂等症。

配方

黄芪	15 克	羊肉	250 克
山药	10 克	面粉、咸韭菜花末	适量

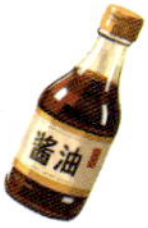

制作

将羊肉洗净切片，黄芪切片，山药切段。将上 3 味一同放砂锅内，加水、黄酒同炖，至肉熟加面糊勾芡，食用时撒上腌咸的韭菜花末即可。

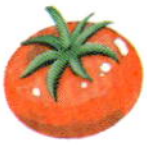

黄芪茶

补气升阳，固表止汗，健脾养血。

辅助调理　脾虚气弱，乏力气短，出汗等症。

配方

生黄芪	10～15 克	大枣	10～15 克

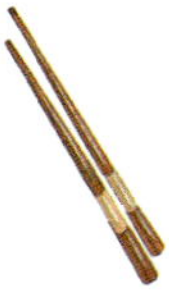

制作

将黄芪过一遍清水后，与洗净的大枣一起，加水适量，大火烧开后转小火煎煮 30 分钟即可。可反复煎泡代茶饮。

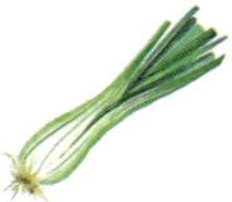

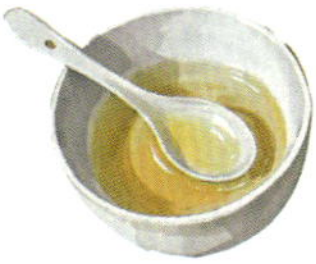

天麻

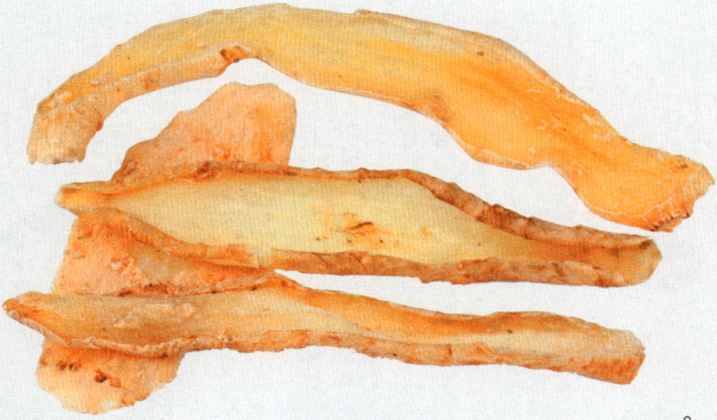

为兰科植物天麻的干燥块茎。

性味

味甘，性平。

食养方法

炖汤、煮粥等。

息风止痉，平抑肝阳，祛风通络。

食养方

天麻炖鸡

补气养血，平肝息风。

辅助调理　气血亏虚或头昏目花、气少乏力、神经衰弱等症。

配方

天麻	6克	当归	6克
菊花	6克	陈皮	3克
黄芪	15克（炙）	党参	15克
母鸡	1只		

备注：酱油、料酒、食盐、味精、葱花、生姜各适量。

制作

将母鸡宰后去毛洗净除去内脏，装入盘内；将天麻与党参等药放入鸡腹内，再将鸡放进砂锅，加入酱油、料酒、食盐、味精、葱花细末、生姜末、清水适量，再将砂锅置大火上烧沸，改用小火煨炖，直至鸡熟烂，去掉药渣即成。可分餐作菜吃肉、饮汤。

天麻猪脑粥

补益肝肾，健脑益智，补虚劳。

辅助调理　肝肾阴虚、脑髓失养所致头晕目眩、腰膝酸软、形瘦神萎、失眠健忘等症。

配方

猪脑	1个	天麻	10克
粳米	250克		

制作

将猪脑、天麻、粳米分别洗净，一并放入砂锅，加清水适量，先用大火煮沸，再用小火煮熬约30分钟，以猪脑煮熟为度。每天晨起温服1次。

地黄

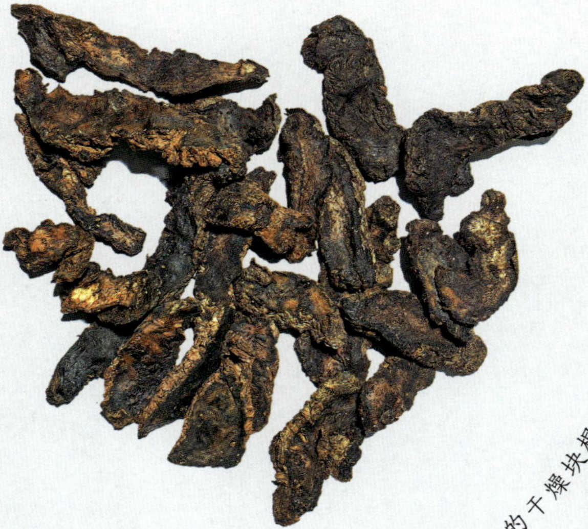

为玄参科植物地黄的干燥块根。

清热凉血，
养阴生津。

性味

味甘、苦，性寒。

食养方法

煮粥、炖汤。

地黄粥

凉血生血，润燥养阴。

辅助调理　阴液耗伤、低热不退、劳热骨蒸，或高热心烦、口鼻出血等症。

配　方

粳米	100 克	生地黄	30 克
水	2 升		

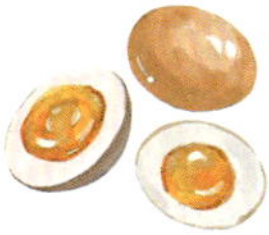

制　作

将生地黄洗净、切片，放入锅中，加入半升水，小火煎煮 20 分钟，过滤取汁备用。再把白米洗净入锅，倒入剩余水，浸泡 30 分钟后，加入前述滤出的药汁，搅拌均匀后大火烧开，转小火慢熬成粥。

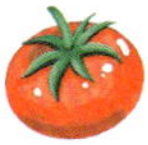

生地瘦肉汤

滋补内脏，润肺止咳，健脾益气。

辅助调理　津伤口渴、咽喉肿痛、热病伤阴、肠燥便秘等症。

配　方

瘦猪肉	200 克	生地黄	30 克
生姜（切块）	15 克	大枣	10 枚

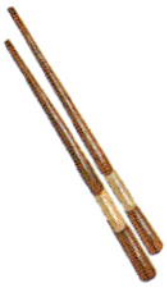

制　作

将瘦猪肉洗净、切块，其余用料洗净。把瘦猪肉焯水后，和其他用料一起放入锅内，加水适量，大火烧开后转小火焖煮 1.5～2 小时，加盐调味即可食用。

天冬

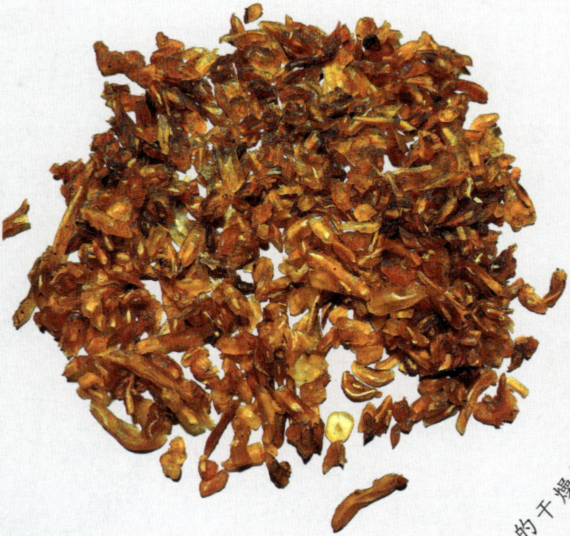

为百合科植物天冬的干燥块根。

养阴润燥，
清肺生津。

性味

味甘、苦，性寒。

食养方法

煮粥、炖汤。

食养方

天冬乌骨鸡汤

补虚益气，养阴润燥，生津安神。

辅助调理　气血不足、素体阴虚等症。

配　方

天冬	15 克	人参	30 克
乌骨鸡	500 克	米酒	1 大匙
盐	少许		

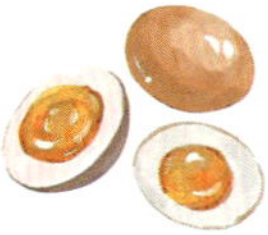

制　作

将乌骨鸡洗净、切块，焯水备用；人参、天冬洗净备用。锅中放入乌骨鸡、人参、天冬，加入清水淹过鸡肉，大火烧开后，转小火炖煮 30 分钟至熟。最后加入米酒、盐调味即成。

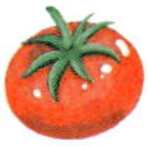

天冬粥

滋阴润肺，补中益气，生津止渴，益肤养颜。

辅助调理　咳嗽气喘、口腔溃疡、痈肿疮疡、体虚乏力等症。

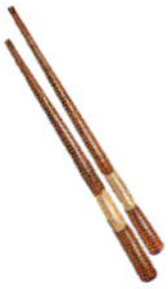

配　方

天冬	20 克	粳米	100 克
冰糖	15 克	水	适量

制　作

将天冬洗净、切碎，放入砂锅内，加水煎取浓汁，去渣备用。将米洗净，连同煎汁一起放入砂锅内，加适量水，大火煮沸后，转小火熬煮 30 分钟，用冰糖调味即成。

麦冬

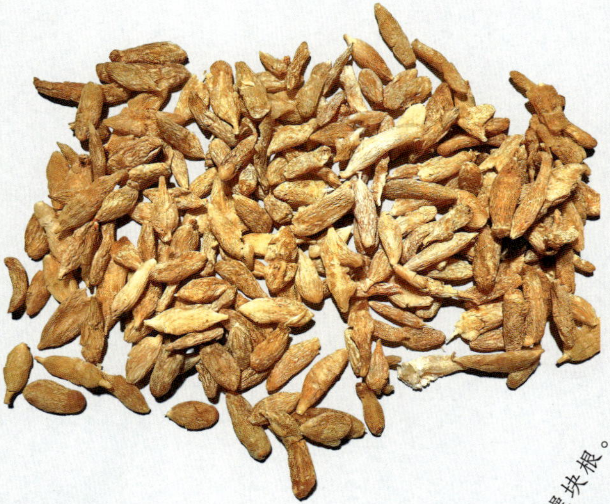

为百合科植物麦冬的干燥块根。

润肺养阴，益胃生津，清心除烦。

性味

味甘、微苦，性微寒。

食养方法

煮茶、炖汤。

麦冬银耳鸽子汤

滋阴补气，养肝明目。

辅助调理　肾虚体弱、心神不宁、体弱乏力等症。

配　方

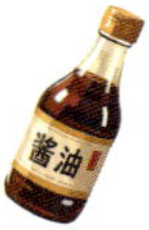

鸽子	1只	麦冬	20克
银耳	半朵	枸杞子	15克
姜	15克	食盐	适量

制　作

食养方

姜切片、干银耳泡发后备用。鸽子宰杀后洗净、焯血水，加入麦冬、银耳、枸杞子和姜片，大火烧开后转小火炖2小时，喝前加盐调味即可。

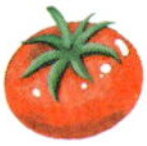

麦冬百合茶

养阴生津，润肺止咳，清心安神。

辅助调理　慢性咽炎、咳嗽不爽、烦躁失眠、心悸等症。

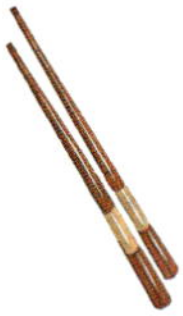

配　方

麦冬	15克	百合	15克
蜜枣	1粒		

制　作

将麦冬、百合清水冲净后，连同蜜枣一起放入茶壶，加水适量，大火煮开后，转小火焖煮30分钟即可。

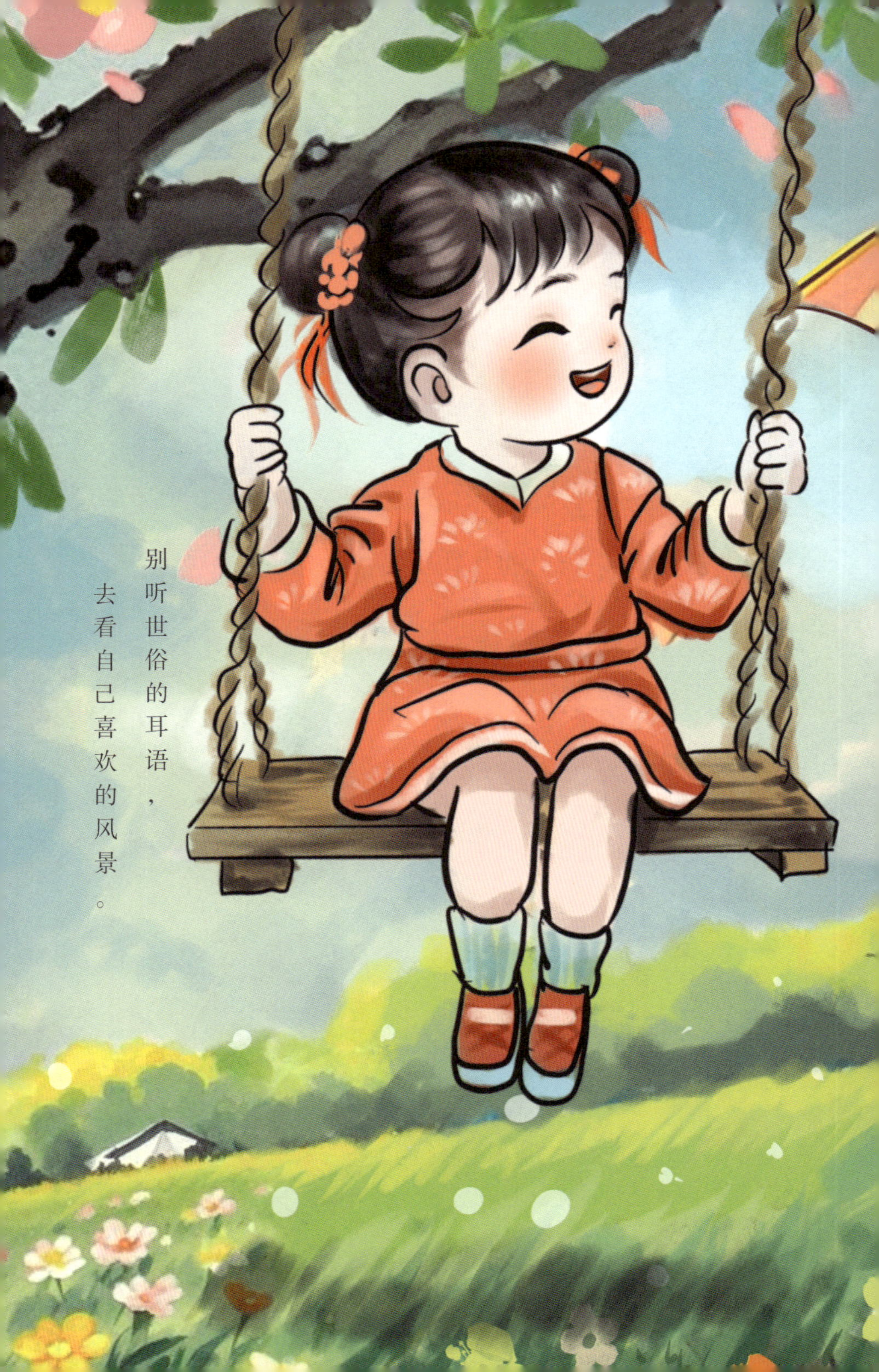

别听世俗的耳语，
去看自己喜欢的风景。

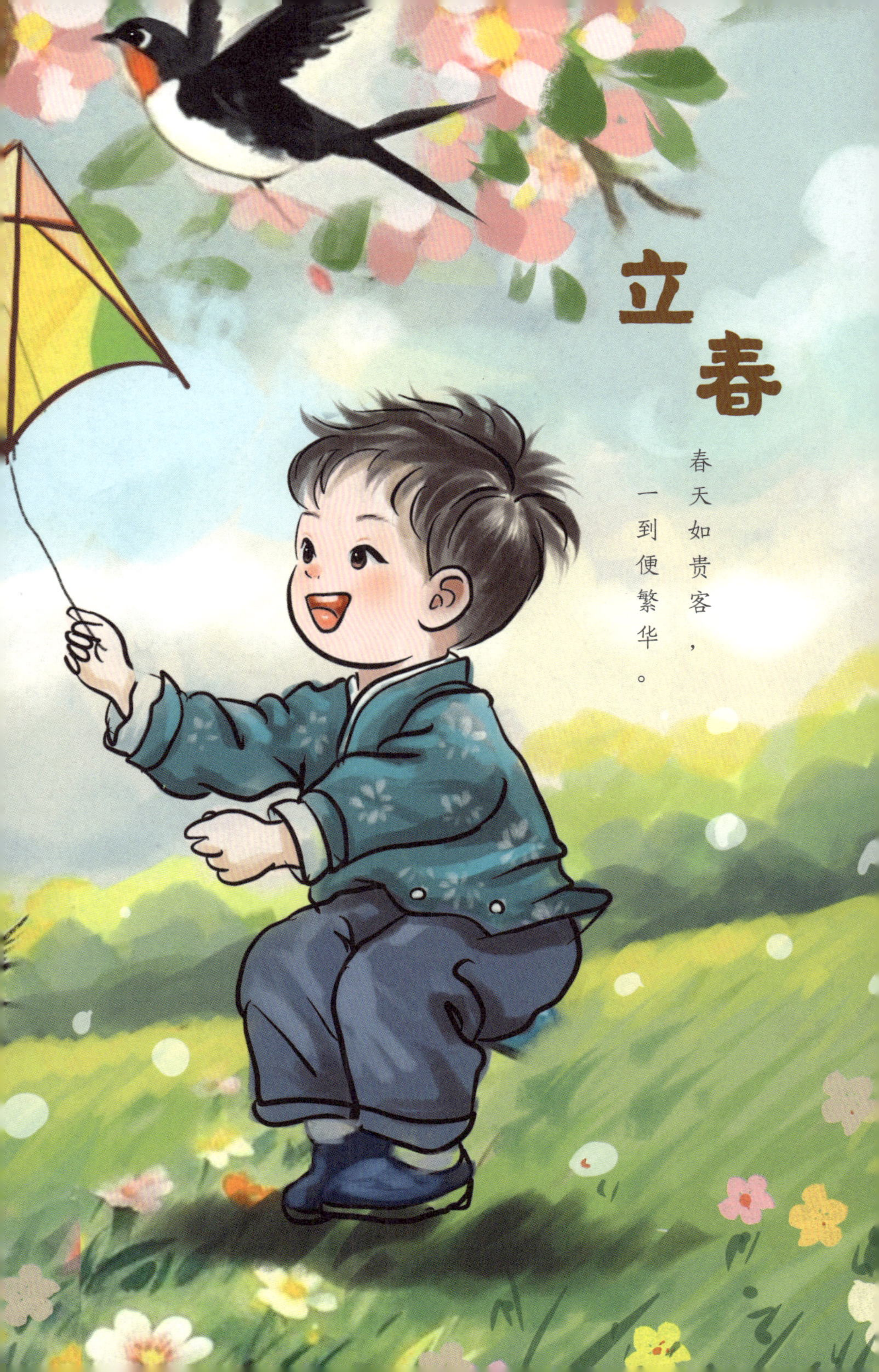

立春

春天如贵客，一到便繁华。

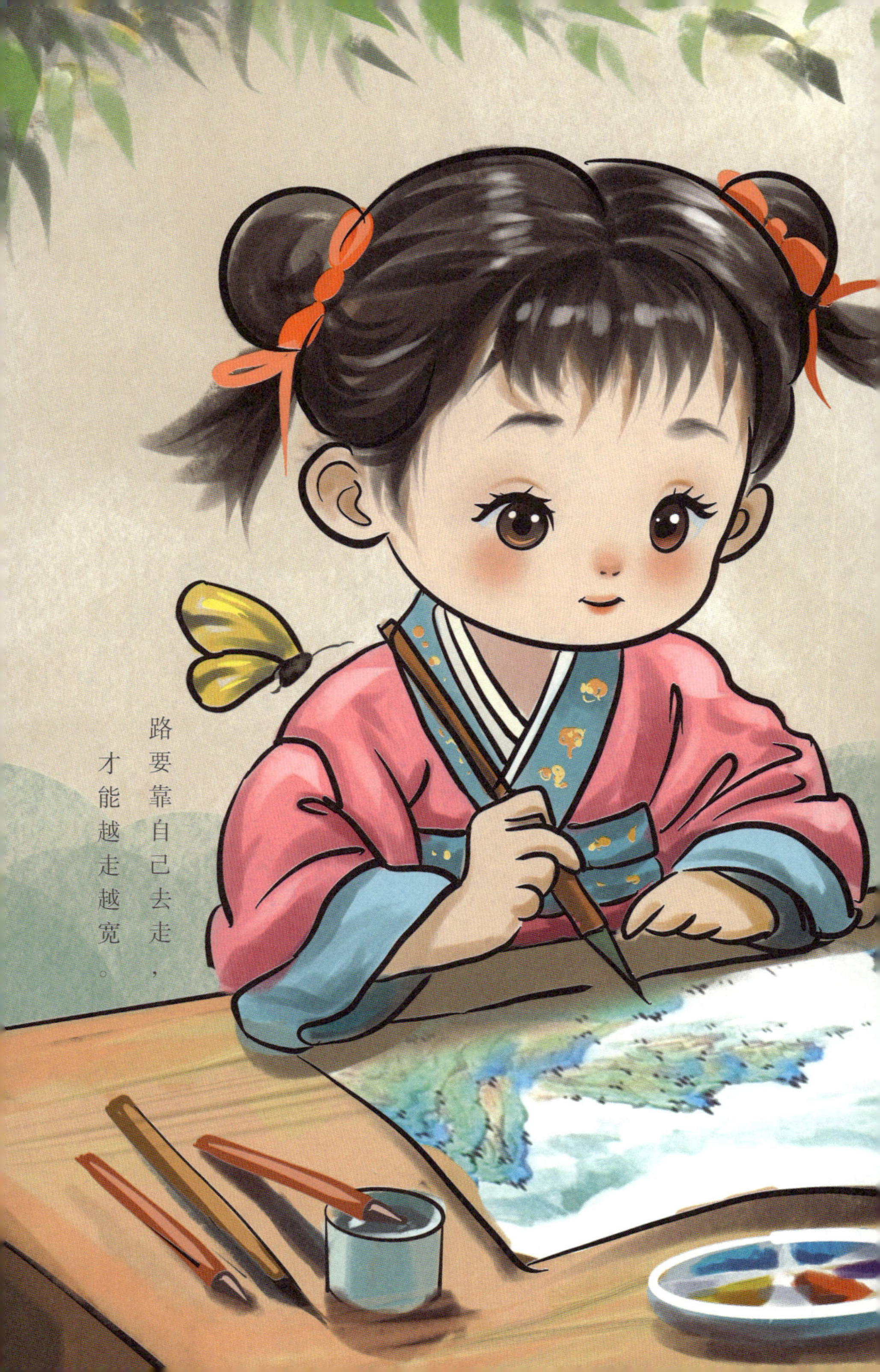

路要靠自己去走，
才能越走越宽。

惊蛰

微雨众卉新，

一雷惊蛰始。

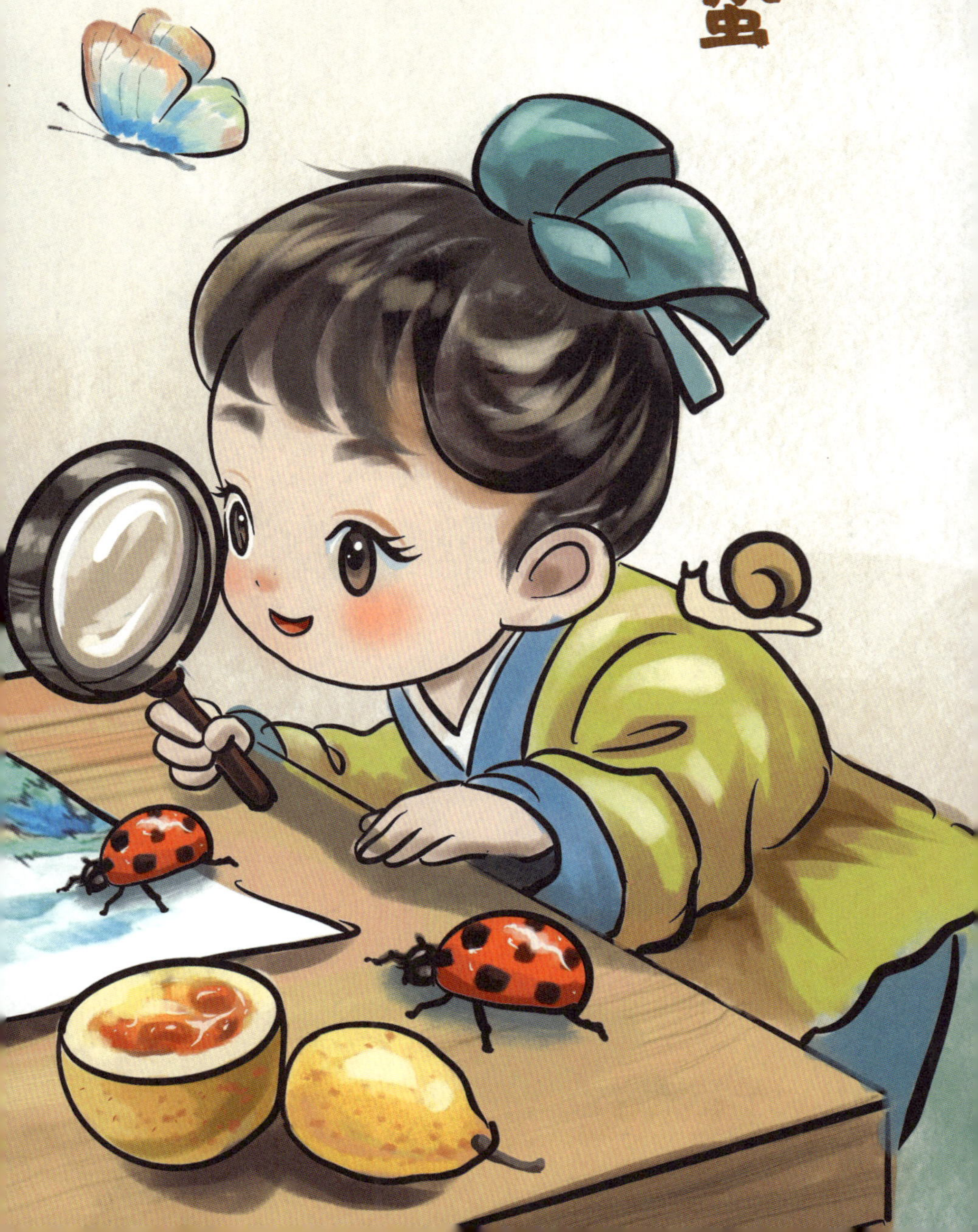

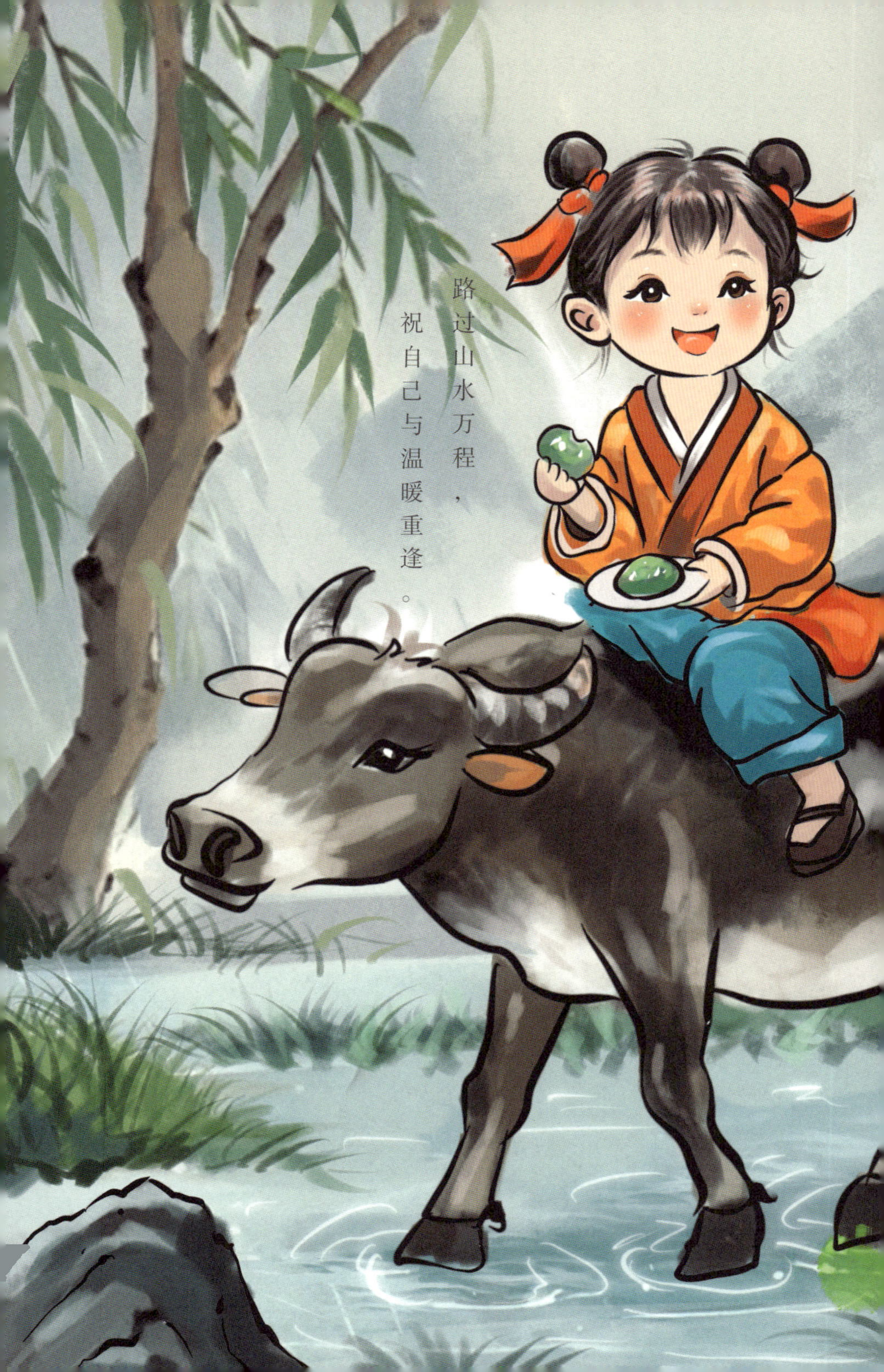

路过山水万程，

祝自己与温暖重逢。

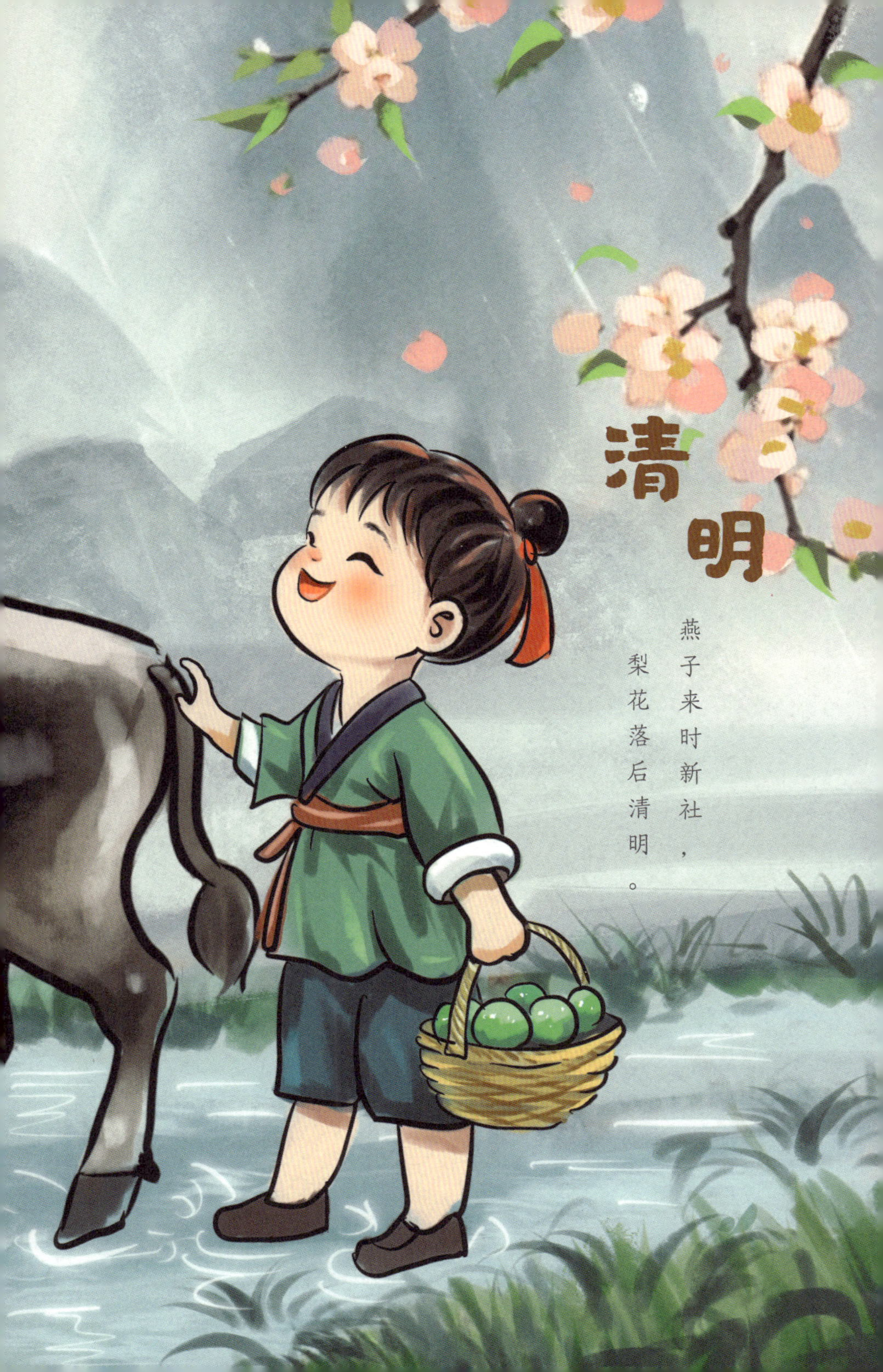
清明
燕子来时新社，
梨花落后清明。

第2章 茎木及皮类

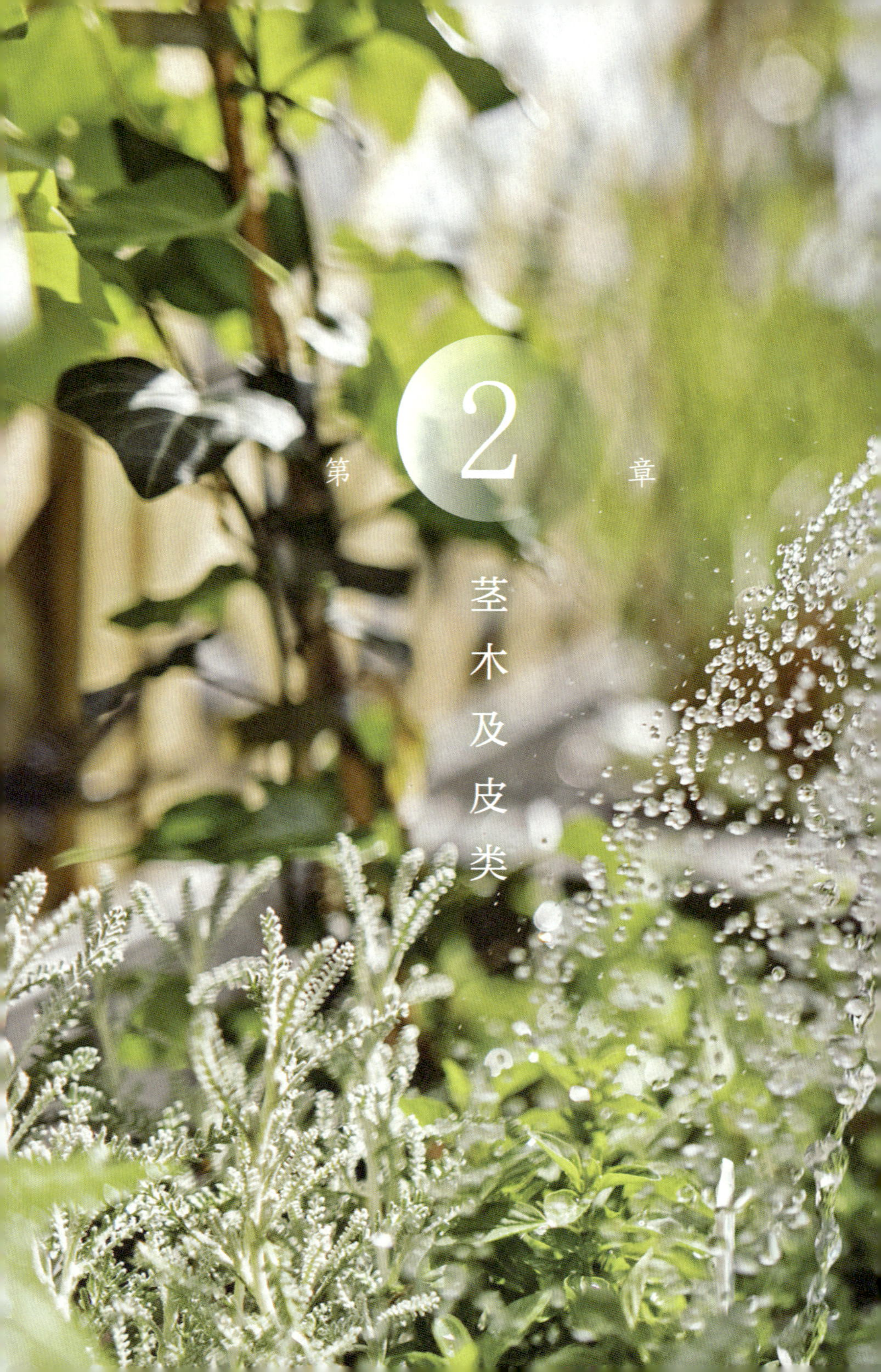

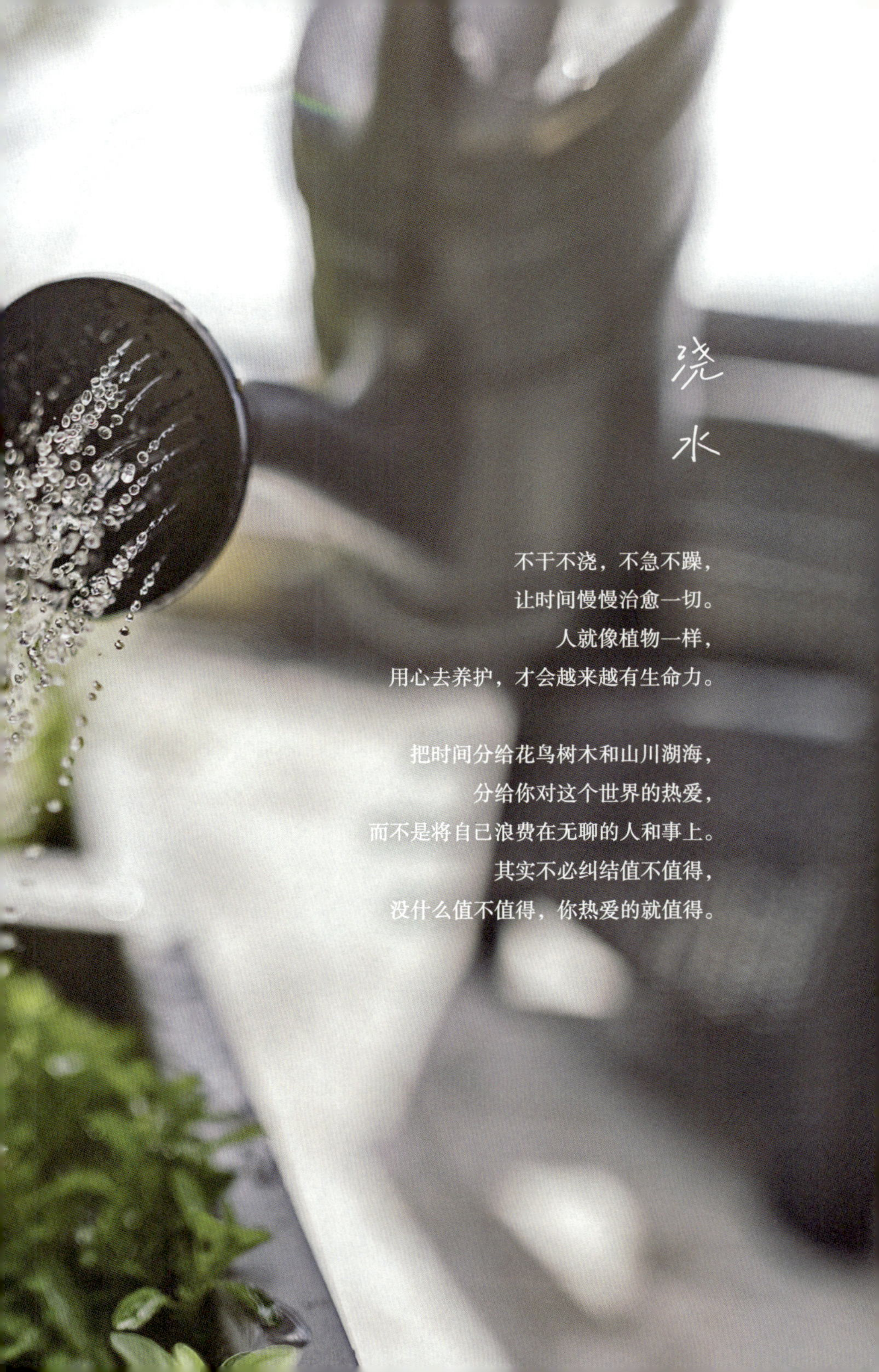

浇水

不干不浇，不急不躁，
让时间慢慢治愈一切。
人就像植物一样，
用心去养护，才会越来越有生命力。

把时间分给花鸟树木和山川湖海，
分给你对这个世界的热爱，
而不是将自己浪费在无聊的人和事上。
其实不必纠结值不值得，
没什么值不值得，你热爱的就值得。

肉桂

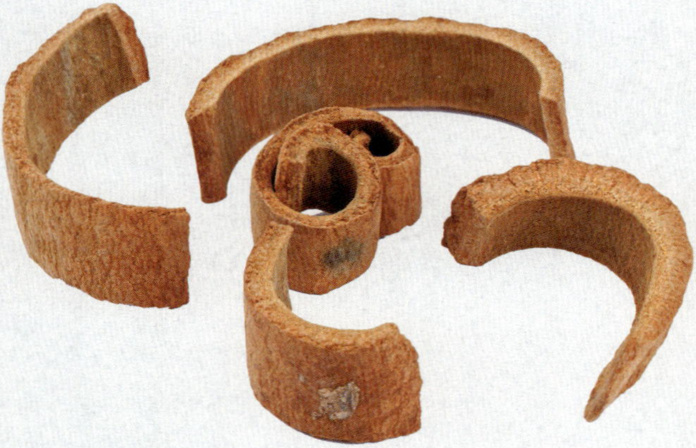

为樟科植物肉桂的干燥树皮。

补火助阳，
引火归元，
散寒止痛，
温通经脉。

性味

味辛，性甘、大热。

食养方法

炖汤、煮粥。

食养方

肉桂羊肉汤

温补肾阳，益气健体。

辅助调理　脾肾阳虚之四肢不温、纳差食少、腰膝酸软、脘腹冷痛等症。

配方

羊肉	150克	生姜	30克
肉桂	15克	盐、葱	各少量

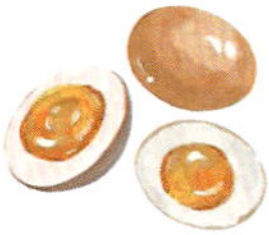

制作

将羊肉洗净、切块，焯水备用；生姜洗净、拍碎备用；将羊肉、生姜和肉桂一起放入锅中，加入适量清水，大火烧开后转小火炖煮至肉烂，加入适量盐或葱花调味即可。

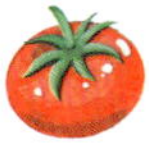

肉桂粥

温补脾肾，散寒止痛。

辅助调理　肾阳衰弱型女子宫冷不孕、虚寒痛经等症。

配方

肉桂粉	1～2克	粳米	100克
红糖（砂糖）	适量		

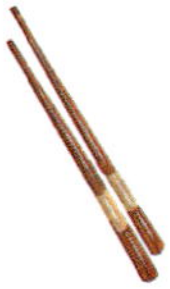

制作

将粳米洗净后加水适量，大火煮开后转小火熬煮，并加入适量红糖（砂糖）调味。快熟时放入肉桂粉，调匀，用小火再煮至粥稠停火（久煮效果更佳）。每晚睡前空腹食用佳。

铁皮石斛

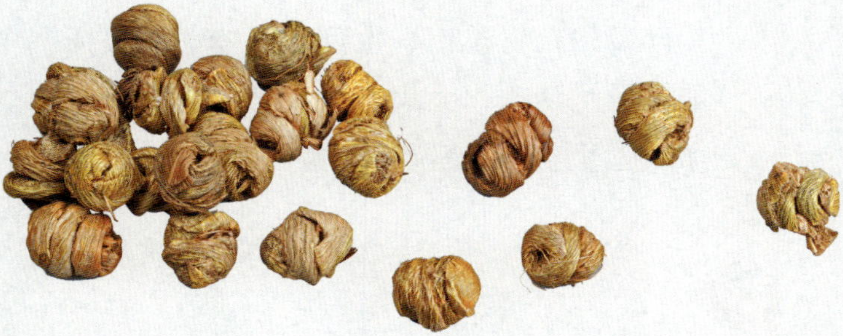

为兰科植物铁皮石斛的干燥茎。

益胃生津，
滋阴清热。

性味

味甘，性微寒。

食养方法

煮茶、炖汤。

铁皮石斛老鸭汤

补血养气，生津止咳，益气解暑。

辅助调理　熬夜上火、咽喉疼痛、口腔溃疡等症及免疫力低下、烟瘾者。

配方

老鸭　1只　铁皮石斛（干）　15克

瘦猪肉　50克

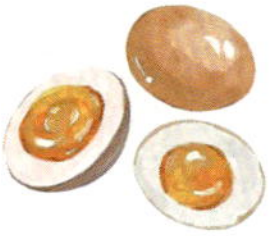

备注：姜片、葱段、料酒、食盐各适量。

制作

食养方

将老鸭宰杀、洗净；瘦肉和石斛分别洗净；将老鸭和瘦猪肉放入瓦煲，加入石斛、姜片、葱段、料酒和适量清水，大火煮沸，改小火慢慢煲2小时，加盐调味即可。

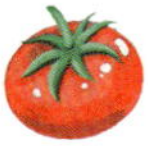

铁皮石斛茶

益胃生津，滋阴清热。

辅助调理　阴虚火旺、目暗不明、口干烦渴、食少干呕、筋骨痿软等症。

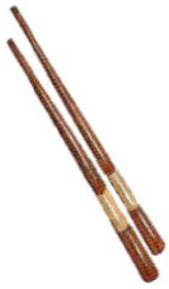

配方

铁皮石斛　15克

制作

将干铁皮石斛枫斗或新鲜的铁皮石斛段放入养生壶或者砂煲中，大火煮开后，煎煮至少半小时，取汁代茶饮。煮过的铁皮石斛可嚼吃。

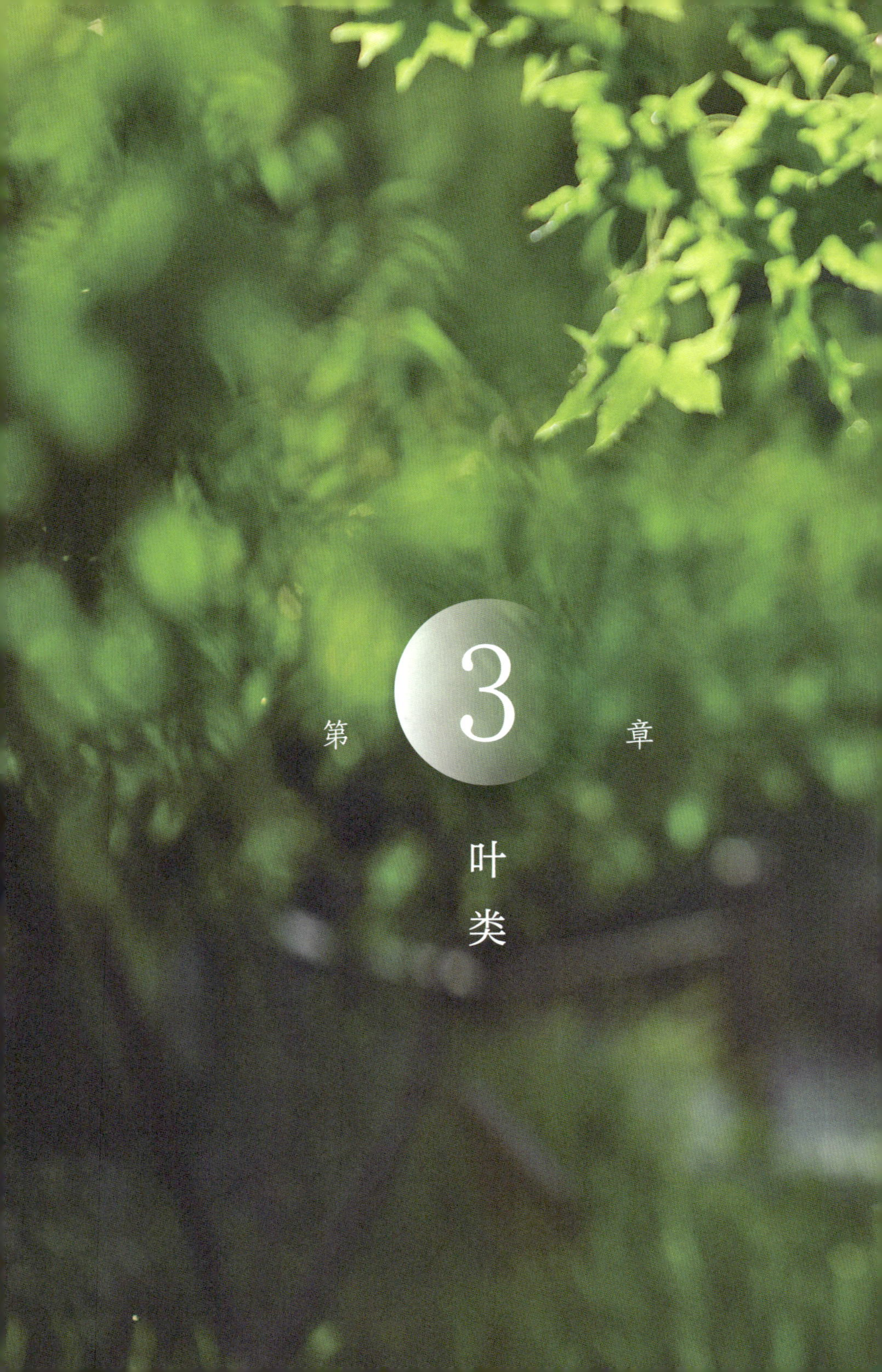

第 3 章

叶类

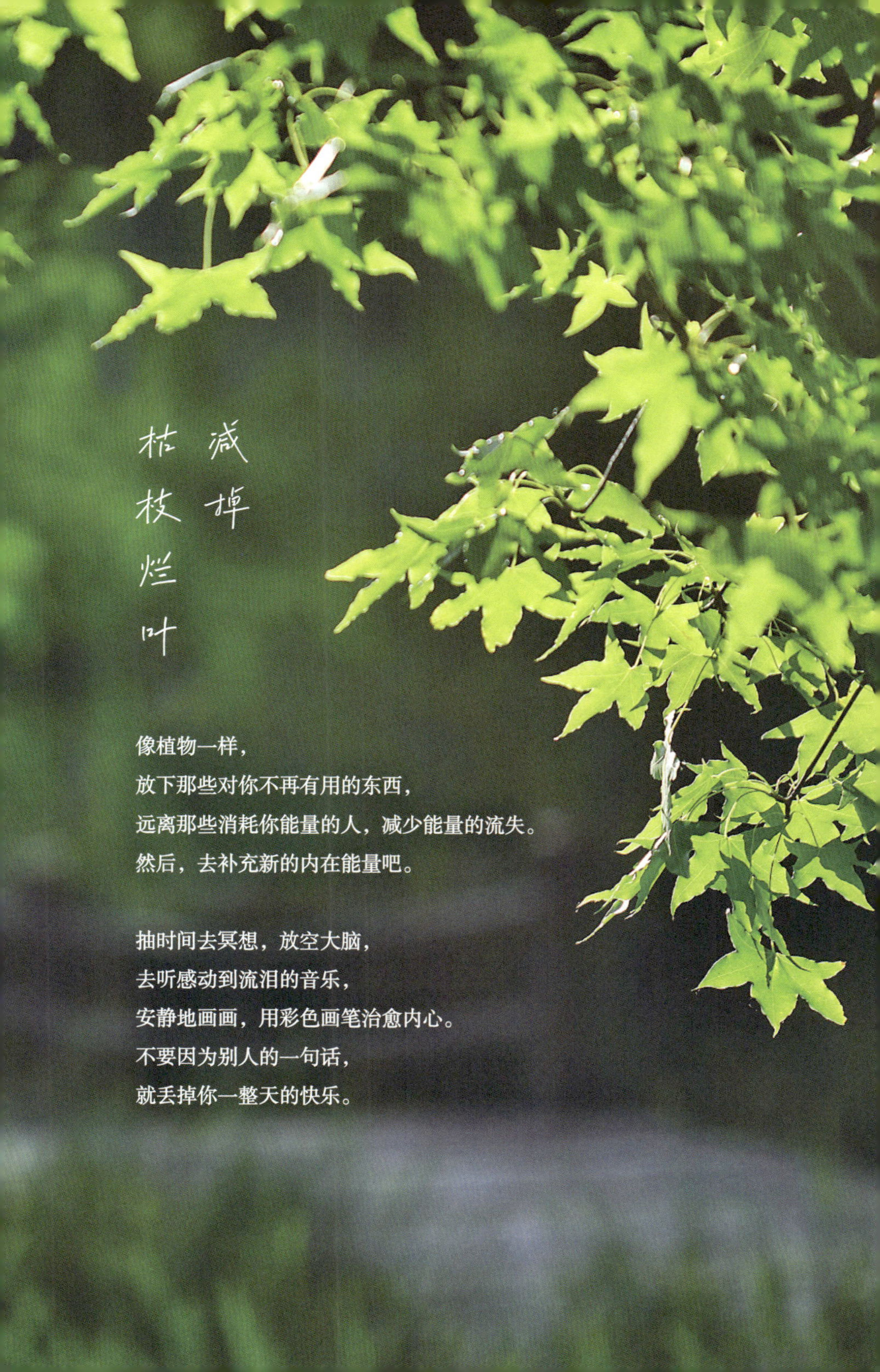

减掉枯枝烂叶

像植物一样，
放下那些对你不再有用的东西，
远离那些消耗你能量的人，减少能量的流失。
然后，去补充新的内在能量吧。

抽时间去冥想，放空大脑，
去听感动到流泪的音乐，
安静地画画，用彩色画笔治愈内心。
不要因为别人的一句话，
就丢掉你一整天的快乐。

桑叶

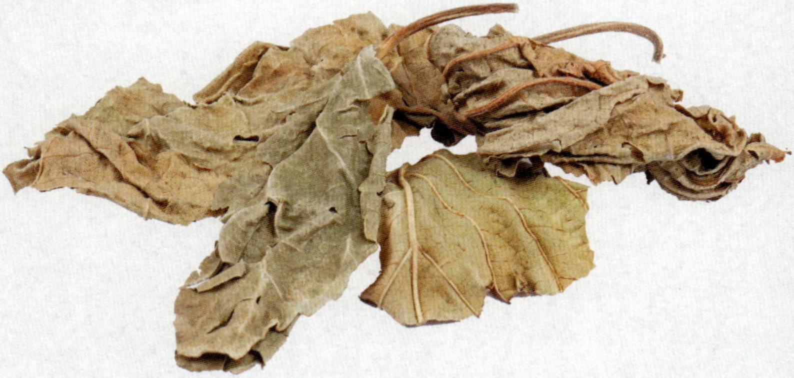

为桑科植物桑的干燥叶。

疏散风热，

清肺润燥，

清肝明目。

性味

味甘、苦，性寒。

食养方法

冲泡、煮茶。

食养方

车前桑叶茶

清热解毒，止咳，祛湿。

辅助调理　慢性咽喉疼痛、咳嗽，双目干涩肿痛，小便黄赤、淋沥涩痛、带下湿热等症。

配方

鲜车前草	30 克	鲜桑叶	60 克
鲜枸杞叶	20 克		

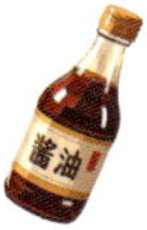

制作

将鲜车前草、桑叶、枸杞叶 3 味洗净、沥干后放入锅中，加清水适量，大火烧开后转小火煎煮 30 分钟。代茶饮。

桑菊茶

清肺润燥，清肝明目。

辅助调理　风热表证或温病初起，目赤头痛眩晕等症。

配方

桑叶	3 克	菊花	3 克

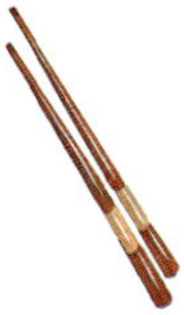

制作

将桑叶、菊花择净，放入茶杯，倒入约 120 毫升沸水浸泡 15 分钟。代茶饮。

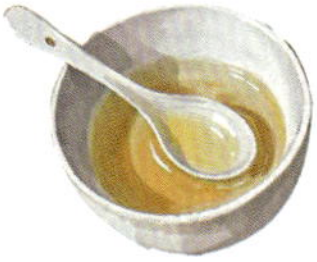

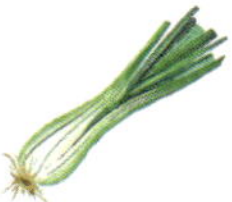

荷叶

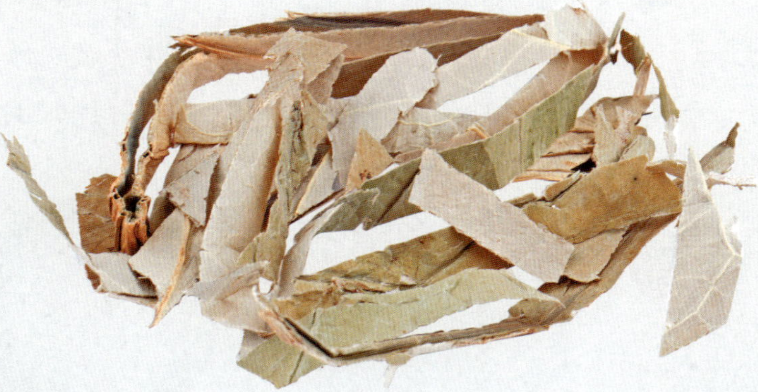

为睡莲科植物莲的干燥叶。

清暑化湿，升发清阳，凉血止血。

性味

味苦，性平。

食养方法

煮粥。

荷叶粥

清热润肺，凉血止血。

辅助调理　高血压、高脂血症、肥胖病以及暑热致头昏脑胀、胸闷烦渴、小便短赤等症。

配　方

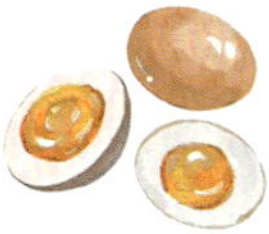

新鲜荷叶	1 张	粳米	60 克
冰糖	适量		

制　作

将荷叶洗净、切片，加适量水煎煮取汁，再加入淘洗后的粳米熬煮成粥，加适量冰糖调味即可。

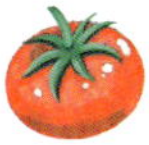

荷叶降脂粥

益气健脾，去脂降压。

辅助调理　痰湿内阻所致高脂血症。

配　方

干荷叶	15 克	决明子	10 克
茯苓末	12 克	粳米	100 克
白砂糖	适量		

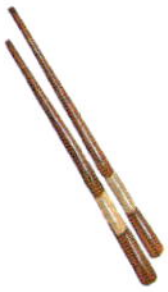

制　作

将干荷叶、决明子两味水煎取汁，加入洗净的粳米煮至粥将成，加茯苓末、白砂糖拌匀煮成粥即可。

备注：冰糖 / 白砂糖勿贪多，少量调味即可。

淡竹叶

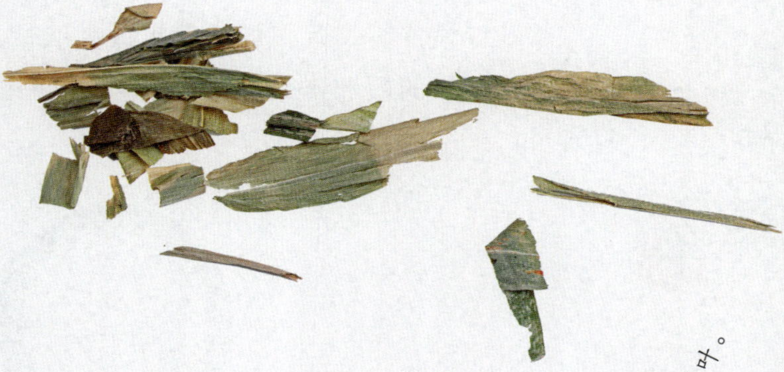

为禾本科植物淡竹叶的干燥茎叶。

清热泻火，除烦止渴，利尿通淋。

性味

味甘、淡，性寒。

食养方法

制酒、煮粥。

食养方

淡竹粳米粥

清心火，利小便。

辅助调理　复发性口腔溃疡、急性泌尿系感染等症。

配方

淡竹叶　50克　　粳米　50克

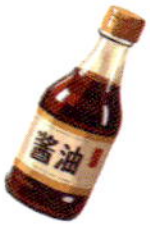

制作

将淡竹叶清洗后放到砂锅中，加水适量，煎煮30分钟，去渣留汤备用；另把粳米淘洗后，放入砂锅中，加水煮粥，待粥将成时，兑入淡竹叶汤，再煮10分钟即可。

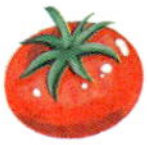

淡竹叶酒

祛风湿，畅心神。

辅助调理　风湿热痹、关节热痛而心烦、尿黄赤等症。

配方

淡竹叶　30克　　白酒　500毫升

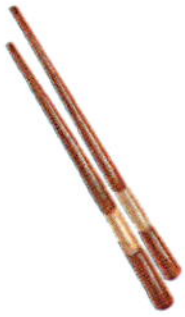

制作

将淡竹叶装入纱布袋中，浸泡酒内，3天后即可饮用。

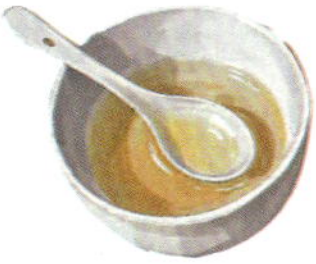

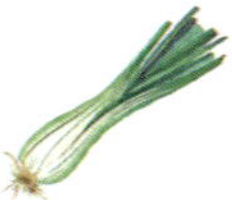

紫苏

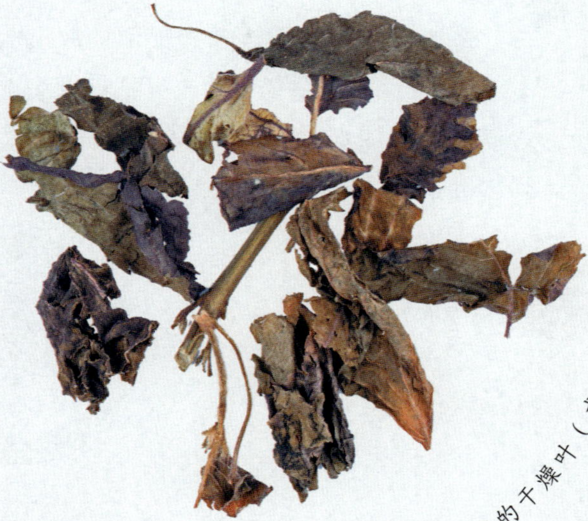

为唇形科植物紫苏的干燥叶（或带嫩枝）。

解表散寒，行气和胃。

性味

味辛，性温。

食养方法

入菜、作为辅料。

紫苏包肉

行气和胃，解鱼蟹毒。

辅助调理　脾胃气虚、脘痞腹满等症。

配方

新鲜紫苏叶　适量　牛肉（猪肉）200克

备注：胡椒粉、洋葱、蒜、姜各适量，食盐、生抽、米酒等适量。

制作

紫苏叶洗净备用，洋葱、蒜、姜分别切片备用；将牛肉（猪肉）切片，小火煎至微脆，撒上适量的胡椒粉，加入洋葱、蒜、姜片拌匀，加入食盐、生抽、米酒等调味，腌制1小时，再用紫苏叶包住肉片即可食用。

食养方

紫苏叶拌黄瓜

清凉解暑，行气和胃。

辅助调理　呼吸不畅、食欲不佳以及胸闷呕吐等症。

配方

紫苏叶　10片　黄瓜　1根

备注：精盐、味精、香油、白醋适量。

制作

黄瓜洗净，切成丝，紫苏叶洗净，切成丝，装盘，加入精盐、味精，淋入香油和白醋，拌匀即可食用。

杜仲叶

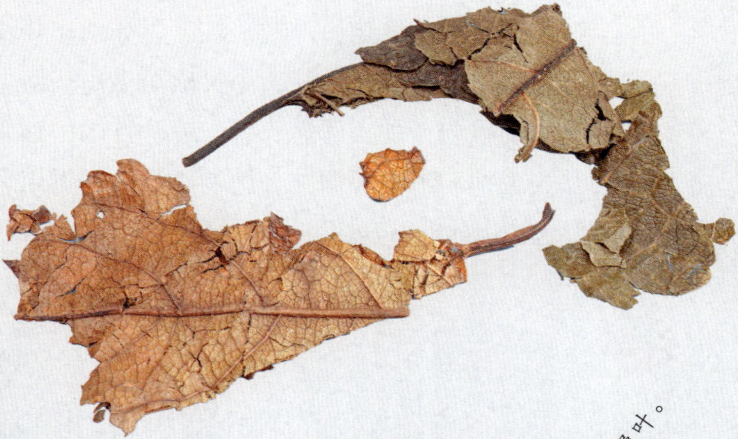

为杜仲科植物杜仲的干燥叶。

性味

味酸，性微寒。

食养方法

泡茶、炖汤等。

清热解毒，利水消肿，止咳。

食养方

杜仲叶茶

补肾益精，通便利尿。

辅助调理　高脂血症、高血压、小便不利、便秘等症。

配方

杜仲叶	30克	白糖	5克

制作

杜仲叶洗净，放入炖杯内，加入清水200毫升。炖杯放置大火上烧沸，再用小火煮15分钟加入白糖即成。

车前杜仲猪腰汤

强筋健骨，温补肾阳。

辅助调理　小便黄、阴囊湿疹、下肢沉重、腰膝酸软等症。

配方

猪腰子	2只	车前草	15克
杜仲叶	15克	食盐	2克

制作

猪腰子去筋膜，洗净，切片，加入车前草、杜仲，同放砂锅内煮汤，加食盐调味后服食。

留不住的煦阳，
那就让它随风散去。

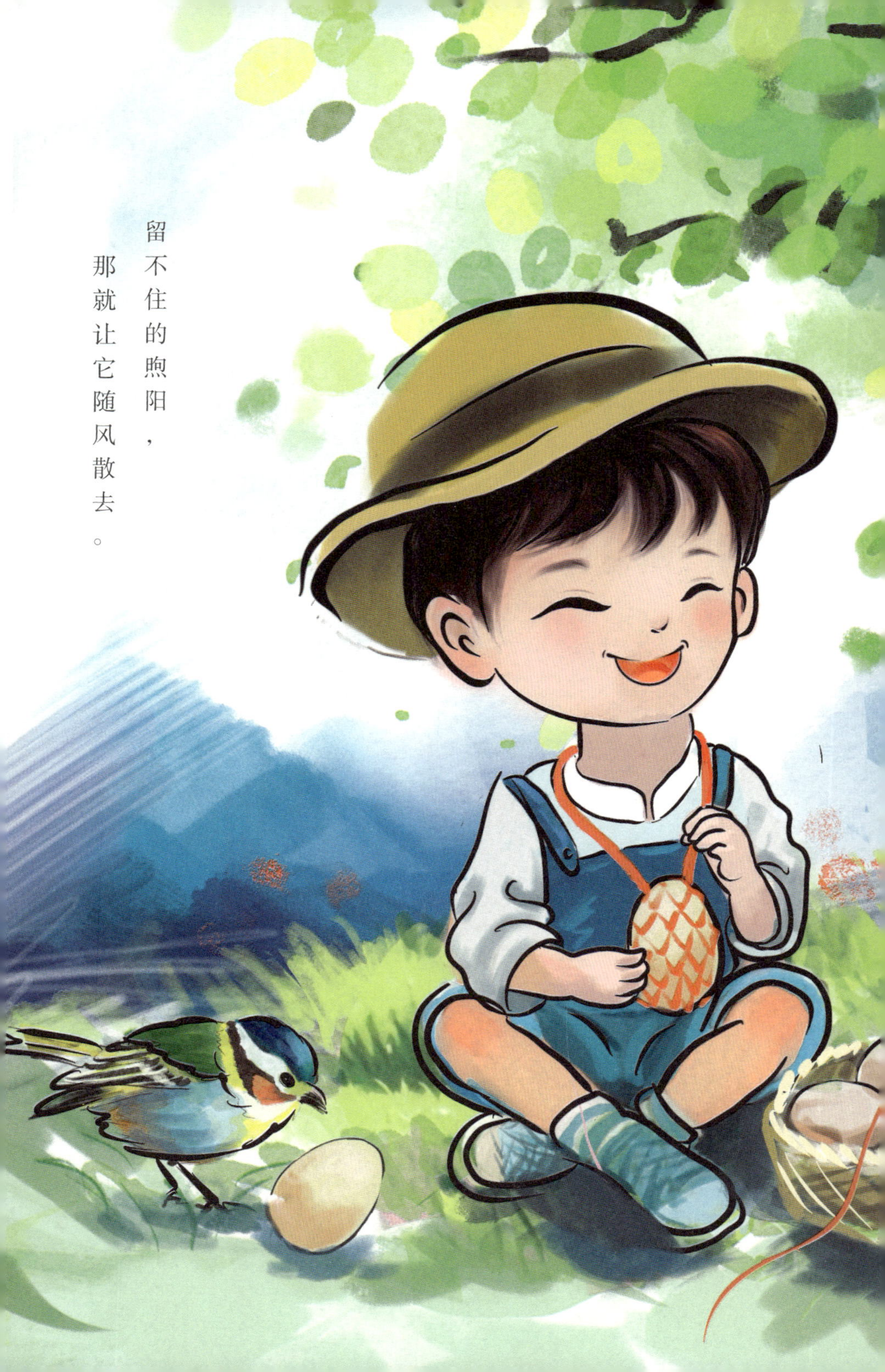

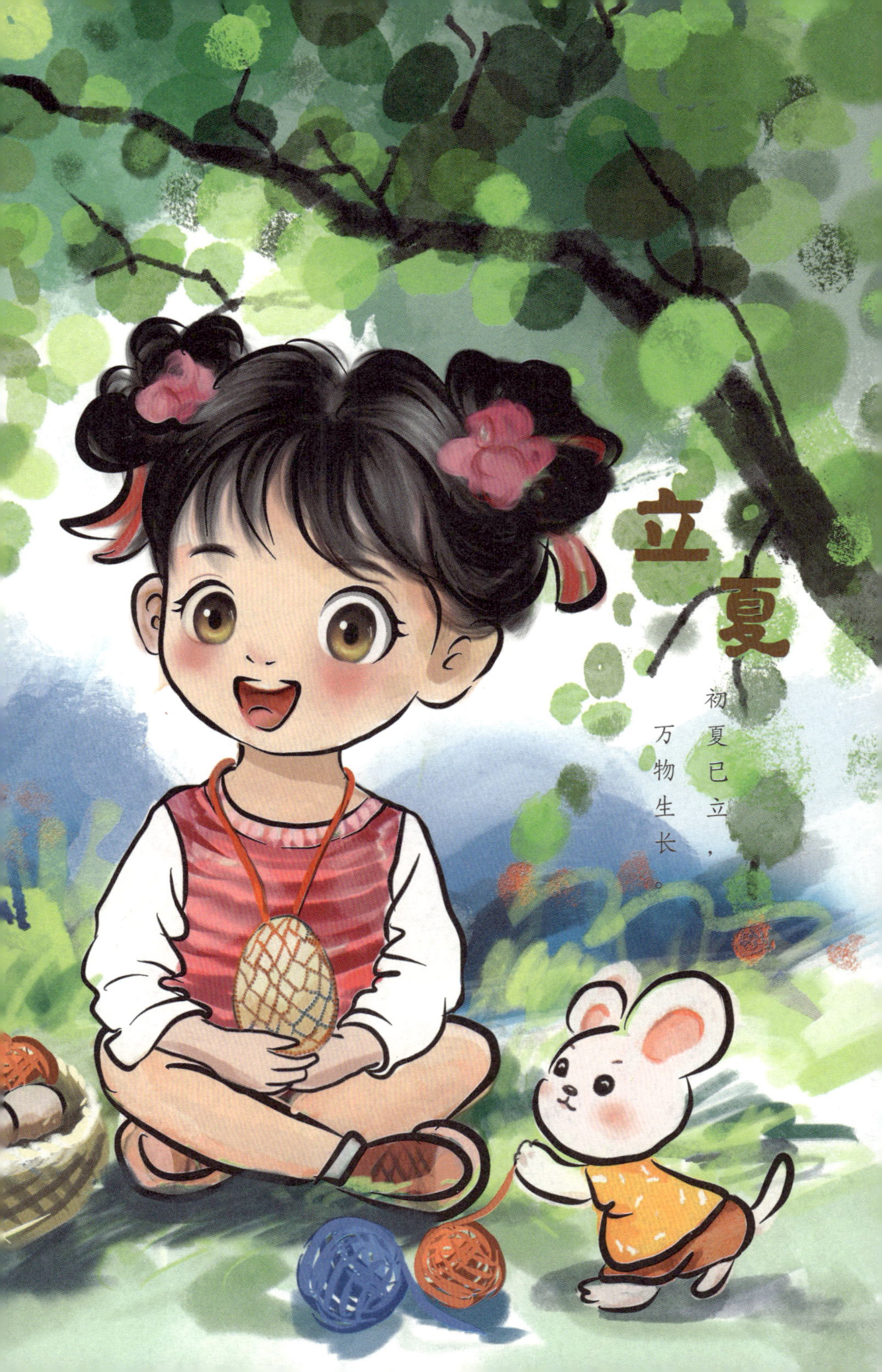
立夏
初夏已立，
万物生长。

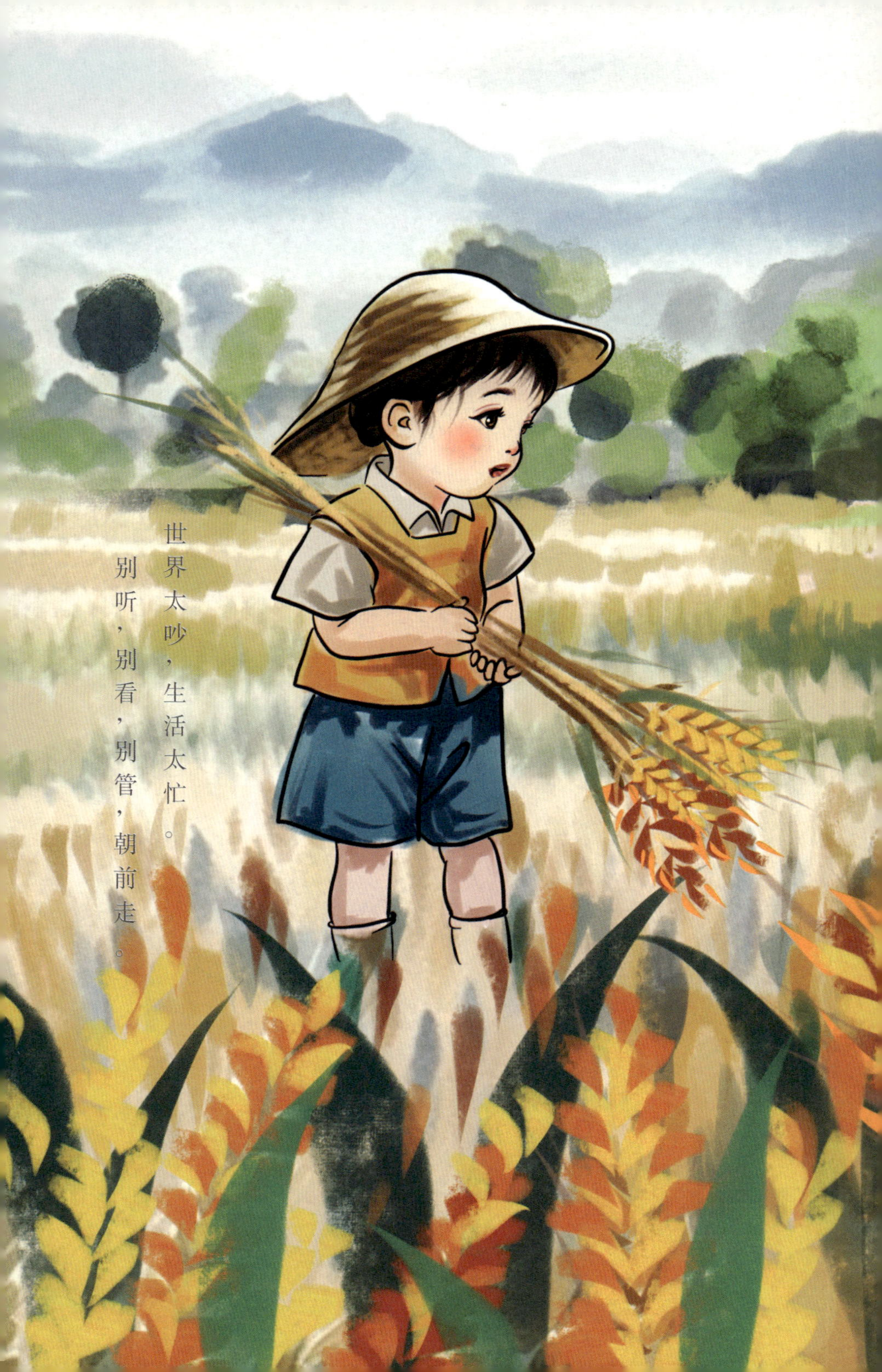
世界太吵，生活太忙。
别听，别看，别管，朝前走。

芒种

芒种忙，
麦上场。

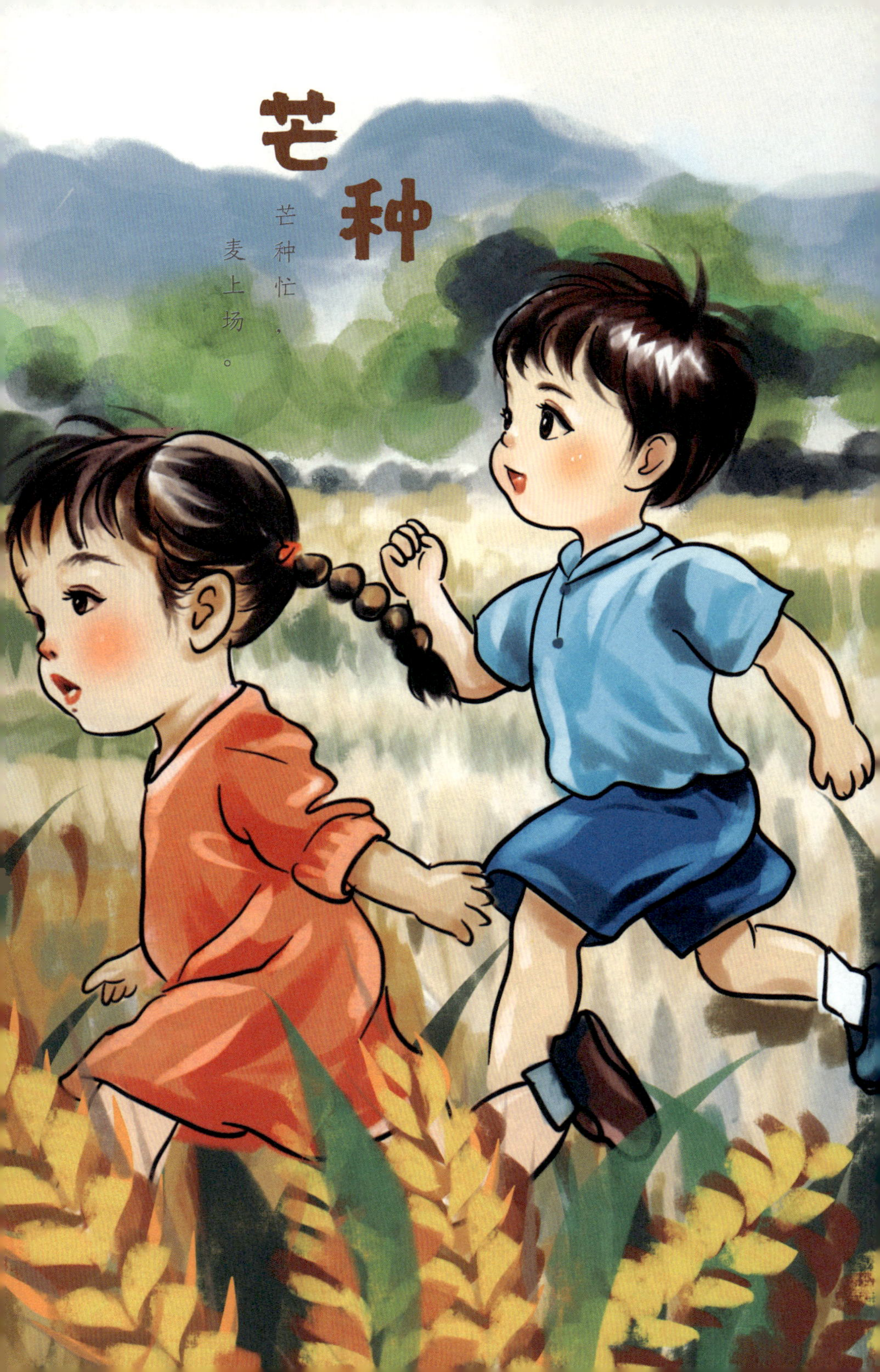

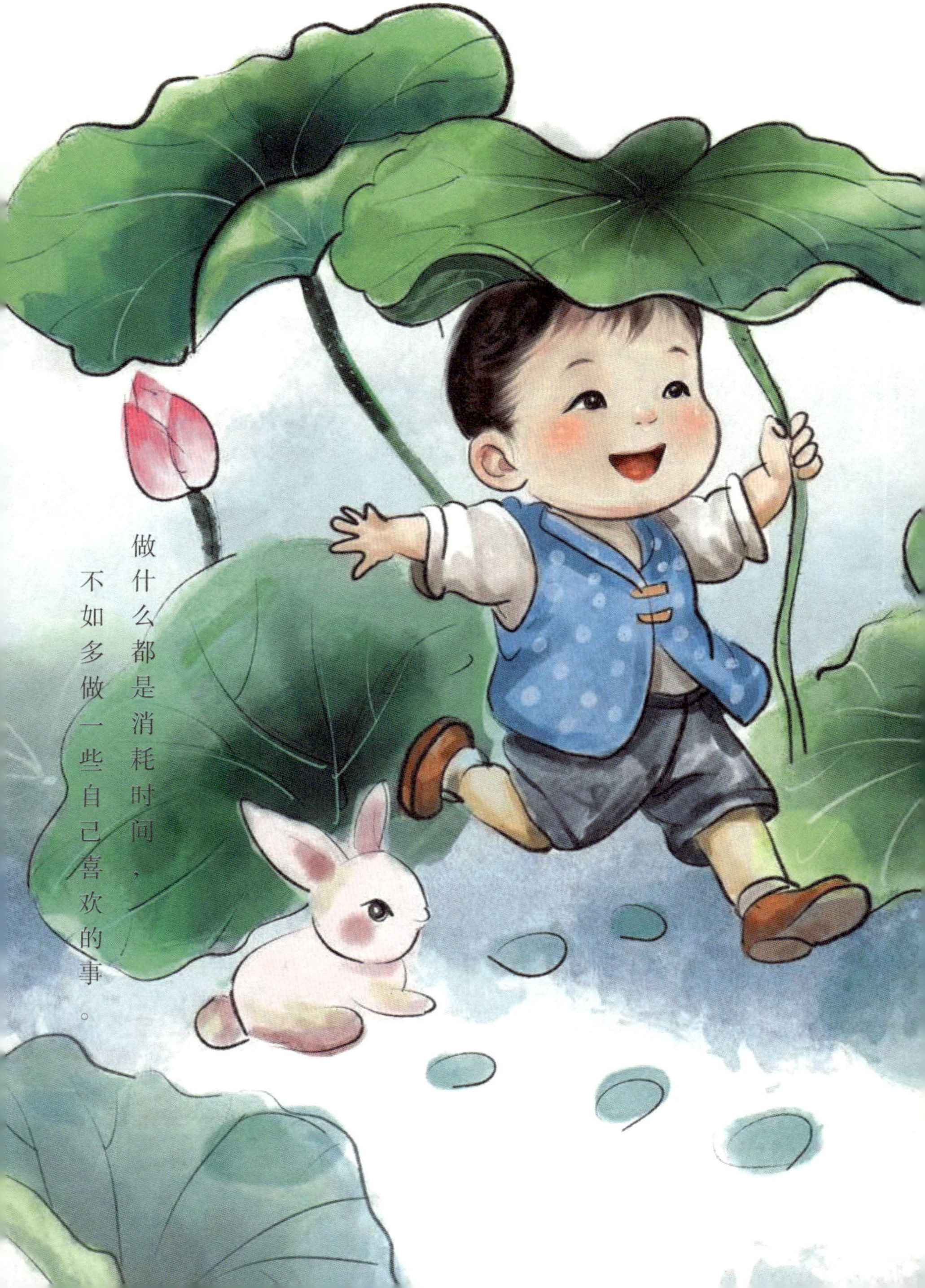

做什么都是消耗时间，
不如多做一些自己喜欢的事。

夏至

夏至已至，
蝉始鸣，半夏生。

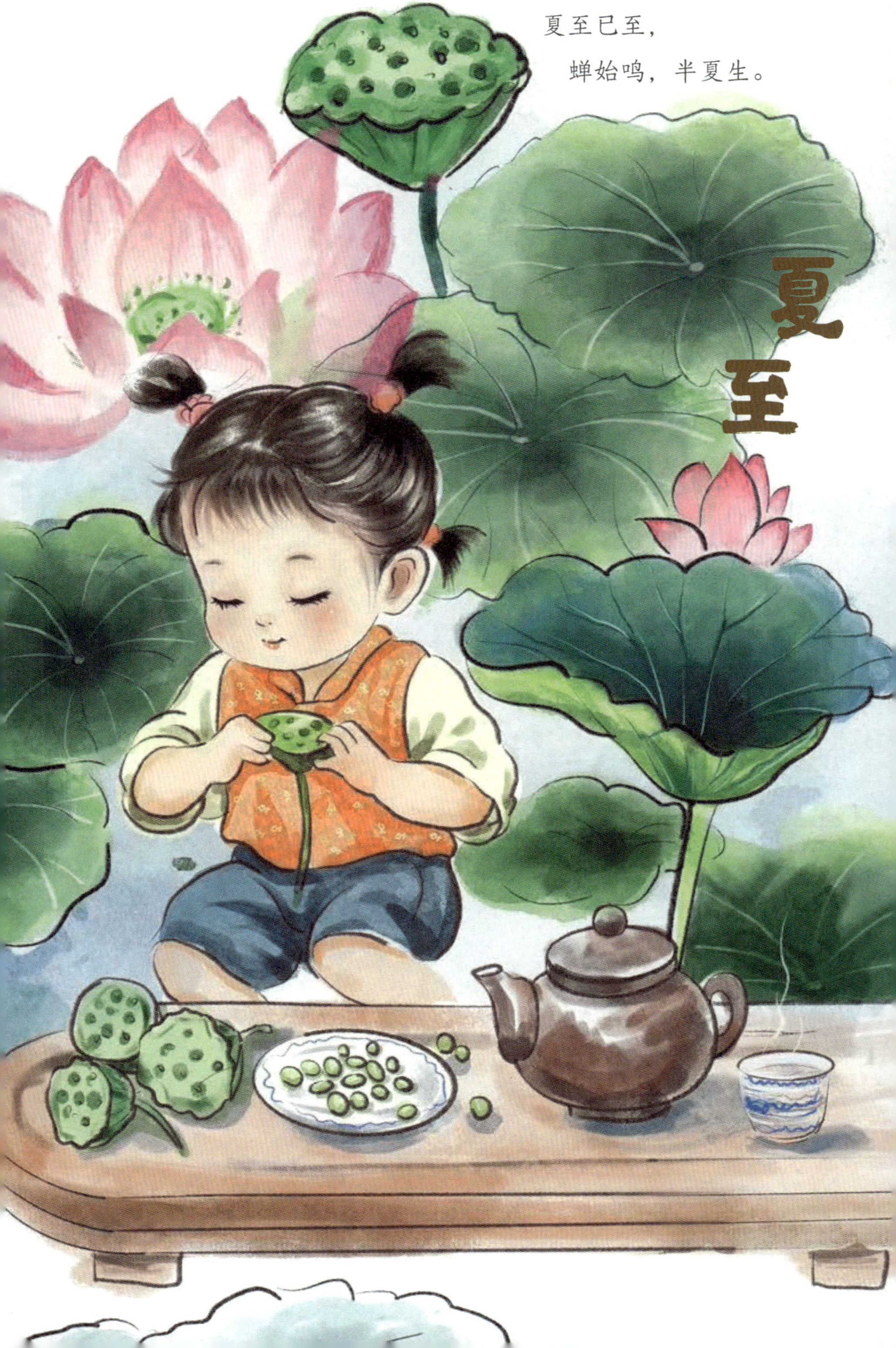

第 4 章

花类

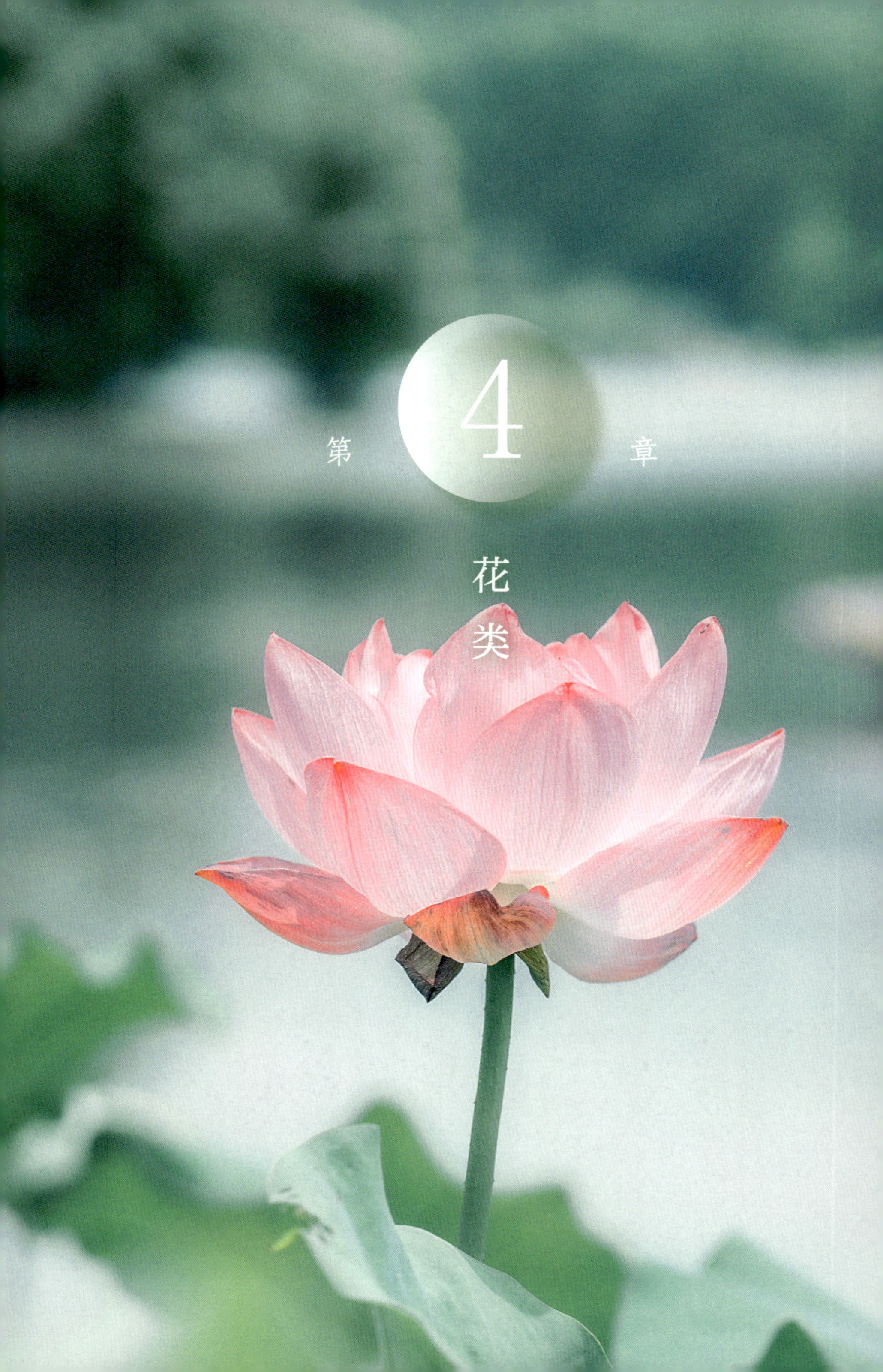

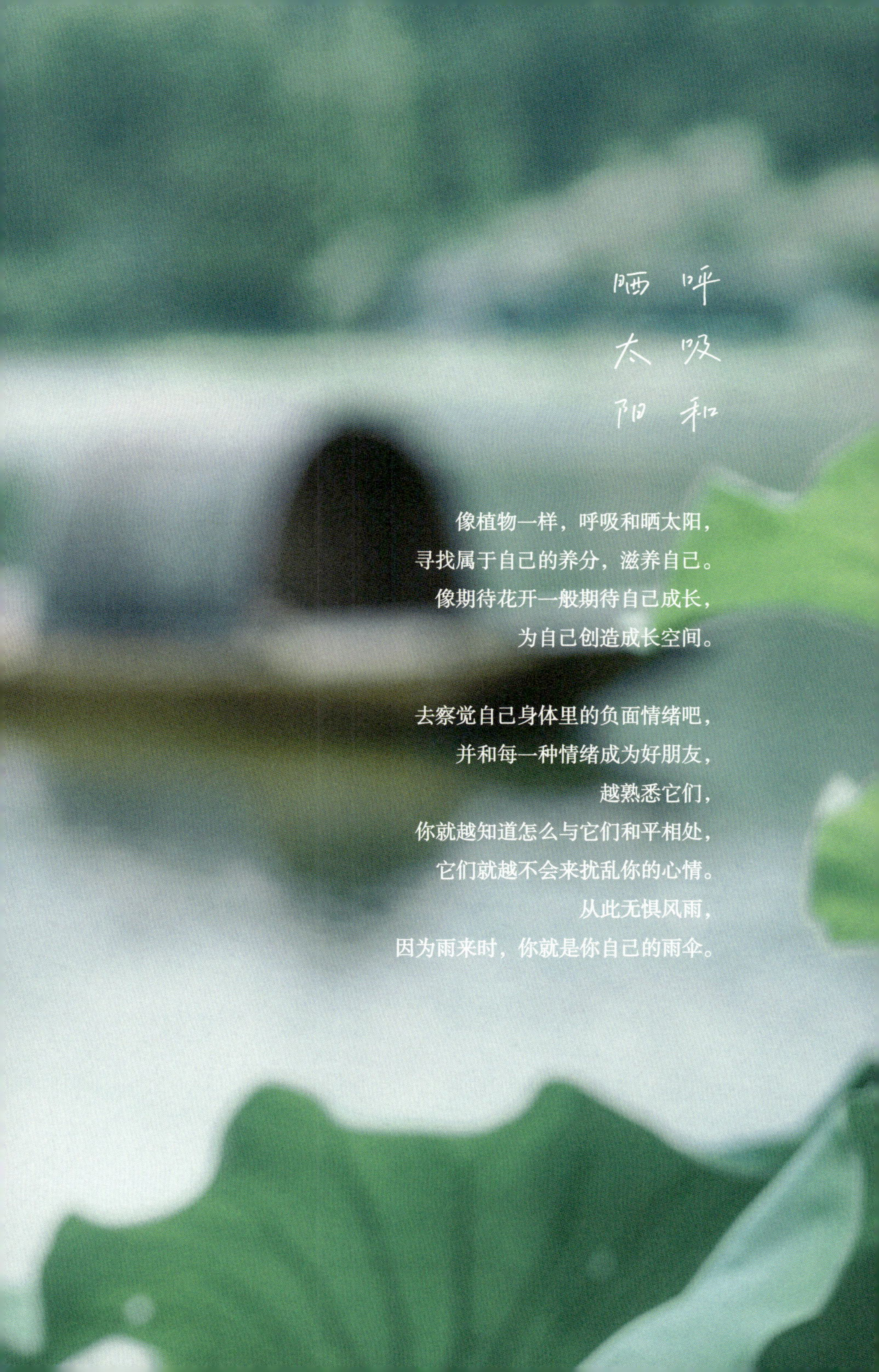

呼吸和晒太阳

像植物一样，呼吸和晒太阳，
寻找属于自己的养分，滋养自己。
像期待花开一般期待自己成长，
为自己创造成长空间。

去察觉自己身体里的负面情绪吧，
并和每一种情绪成为好朋友，
越熟悉它们，
你就越知道怎么与它们和平相处，
它们就越不会来扰乱你的心情。
从此无惧风雨，
因为雨来时，你就是你自己的雨伞。

丁香

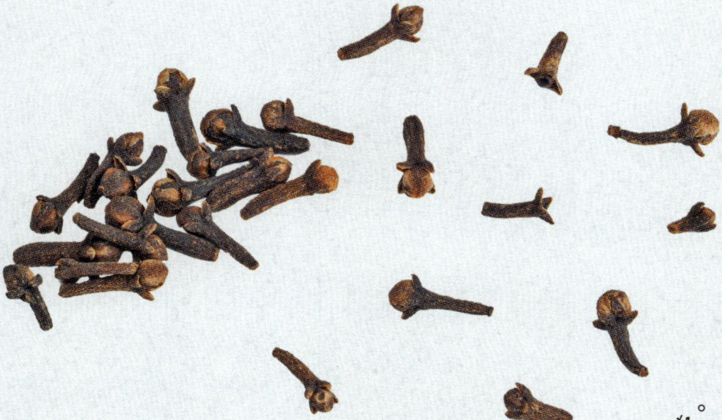

为桃金娘科植物丁香的干燥花蕾。

温中降逆，补肾助阳。

性味

味辛，性温。

食养方法

入菜、炖汤。

食养方

丁香梨

理气化痰，滋阴生津，降逆止呕。

辅助调理　痰气交阻或胃阴亏虚之噎膈阻塞、吞咽困难、反胃呕吐等症。

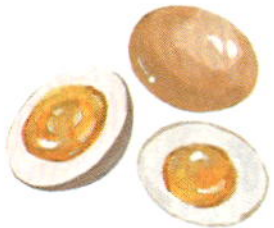

配方

丁香	15粒	大雪梨	1个
冰糖	20克		

制作

将雪梨洗净、削皮，用竹签均匀地在梨上戳15个小孔，每个孔内放入1粒丁香，然后放在小碗内用纸封口，蒸30分钟后去丁香待用。冰糖放入锅内，加水适量溶化、熬成汁，浇在取掉丁香的蒸梨上即成。

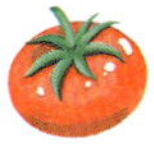

丁香柿蒂汤

温中益气，降逆止呃。

辅助调理　胃气虚寒、呃逆不已、膈肌痉挛等症。

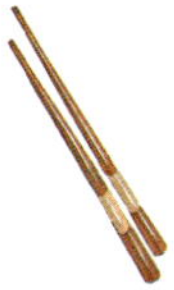

配方

丁香	6克	生姜	9克
柿蒂	9克	人参	3克

制作

先将柿蒂、生姜、丁香洗净、晾干，一起放入锅内，加入两碗水，大火烧开后加入人参，转小火熬10分钟，去渣后，趁热饮用（儿童服用时，可待稍凉后用小勺喂）。

代代花

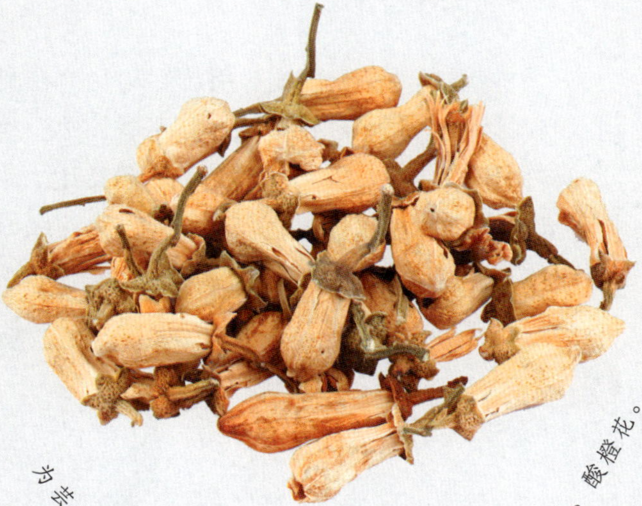

为芸香科植物代代花的花蕾。又名玳玳花、枳壳花、酸橙花。

理气宽中，开胃止呕。

性味

味甘、微苦，性平。

食养方法

入菜、炖汤。

代代花萝卜汤

疏肝理气，和胃止吐。

辅助调理　胸胁闷痛、呃逆呕吐，化疗引起的脾胃气滞型消化道反应等症。

配方

鲜代代花	5克	白萝卜	300克
黑木耳	20克		

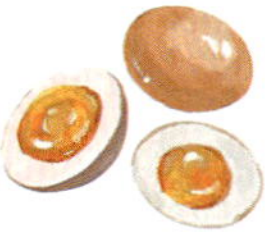

备注：植物油、鲜汤、葱花、精盐、味精各适量。

制作

食养方

将白萝卜洗净，切片；鲜代代花取花瓣洗净；木耳用水浸泡发开，去杂，洗净。锅置火上，加少许植物油烧热，放入白萝卜片煸炒，加入鲜汤、黑木耳，用大火煮沸，改用中火煨煮20分钟，使萝卜片熟烂，加入葱花、精盐、味精、代代花拌匀，稍煮片刻即成。当菜佐餐，随量食用，饮汤食白萝卜、黑木耳。

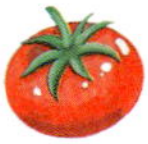

代代花莲子汤

健脾消食，理气和胃。

辅助调理　胸中痞闷，脘腹胀痛，不思饮食，恶心呕吐等症。

配方

代代花	20克	青梅	20克
莲子	100克	红枣	100克
鲜橘瓣	200克	白糖	200克
白醋	80克		

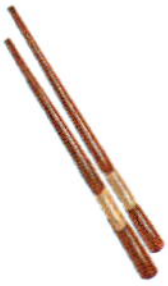

制作

将莲子用温水浸泡3分钟，去掉红皮和莲心，上笼蒸10分钟至熟烂。红枣洗净，入锅内，加清水烧开，中火煮至枣熟，去核。青梅切成丁。将莲子、青梅丁、橘子瓣、红枣肉、白糖、白醋一同放入锅内，加清水烧开，撒入代代花即可。

白扁豆花

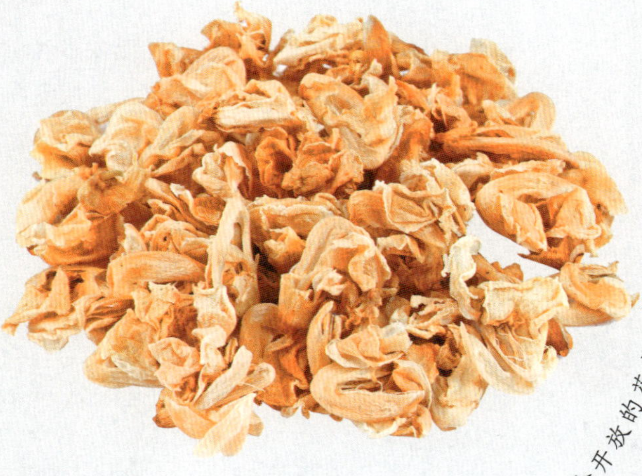

为豆科植物扁豆的未完全开放的花蕾。

健脾和胃，
消暑化湿。

性味

味甘，性平。

食养方法

入菜。

扁豆花馄饨

温中健脾，利湿化浊。

辅助调理　脾虚湿盛所致的水肿、尿少及暑湿等症。

配方

白扁豆花	100 克	猪肉	100 克
胡椒	7 粒	面粉	150 克
调味品	适量		

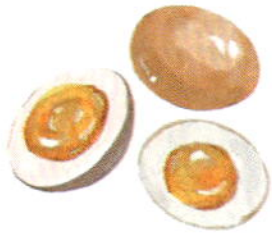

制作

食养方

选取白扁豆花正开者，洗净，以沸水烫过。猪肉剁成肉泥，胡椒油炸后研末，加酱油、味精、食盐适量作馅。将烫扁豆花的沸水晾凉后用来和面，擀好面皮，放入馅包成小馄饨，煮熟食之。

扁豆花煎鸭蛋

清热利湿，健脾止带。

辅助调理　湿热下注，黄白带下等症。

配方

白扁豆花	40 朵	鸭蛋	2 个
盐	少许		

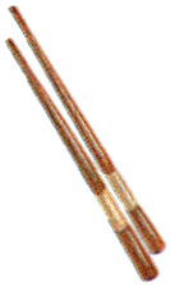

制作

将白扁豆花洗净，打入鸭蛋，加少许盐搅匀，入油锅内用麻油适量煎熟即可。

金银花

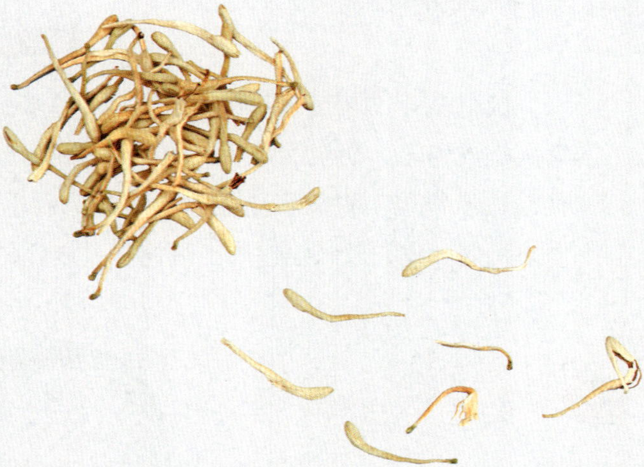

为忍冬科植物忍冬的干燥花蕾或带初开的花。

清热解毒，疏散风热。

性味

味甘，性寒。

食养方法

冲泡、入菜。

金银花拌鸭丝

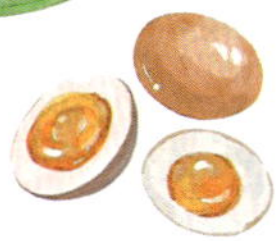

清热解毒，利水消肿。

辅助调理 暑热头昏、水肿等症。

配方

鸭肉 400克 金银花 9克

备注：盐、葱花、葱油、香油各适量。

制作

将金银花用清水洗净；鸭肉用沸水煮熟后切成细丝（3～4厘米长），备用。将金银花用沸水焯熟、捞出沥干，加入盐、葱油、香油、葱花同置一盆内搅匀，再加入鸭肉丝拌匀即可。

金银花茶

清热解毒，疏散风热，消暑除烦。

辅助调理 外感风热、热毒炽盛、暑热烦渴、上火、咽喉不适等症。

配方

金银花 10克 冰糖 少许

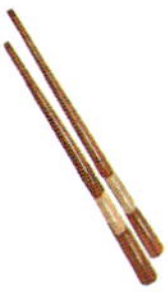

制作

将金银花、冰糖放入杯中，用沸水冲泡，一天数次，代茶频饮，夏季尤宜。

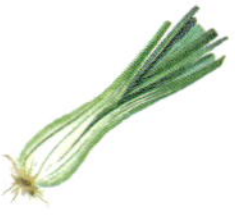

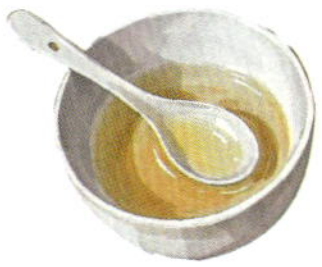

菊花

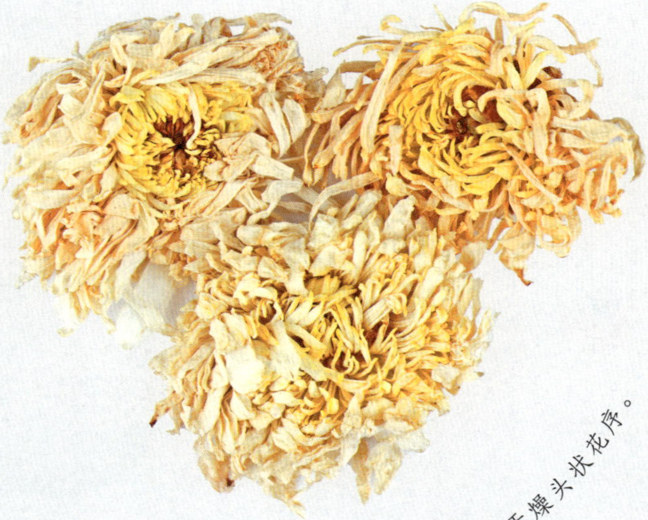

为菊科植物菊的干燥头状花序。

散风清热，平肝明目，清热解毒。

性味

味甘、苦，性微寒。

食养方法

冲泡、炖汤。

菊花炖鸭

养肝明目，提神补气。

辅助调理　肝肾亏虚所致眩晕目糊、目赤肿痛、迎风流泪，肝肾阴虚所致亚健康等症。

配方

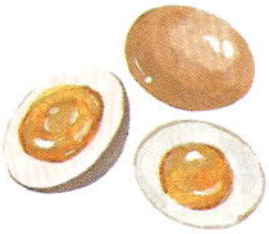

菊花	30克	枸杞子	15克
鸭块	200克	西洋参	6克

备注：料酒、葱、姜、食盐各适量。

制作

食养方

将菊花和枸杞子水煎取汁备用；鸭块焯水后放入锅内，加料酒、葱姜、食盐及适量水，大火煮沸，撇去浮沫，改小火煮至鸭块六七分熟，加入菊花和枸杞子水煎汁、西洋参片，再小火煮至鸭肉酥熟入味即可。一周两次。

菊槐饮

凉血止血，清热解毒，平肝明目。

辅助调理　早期高血压引起的头痛头晕、眼底出血、鼻出血等症。

配方

菊花	10克	槐花	6克
绿茶	3克	白糖	适量

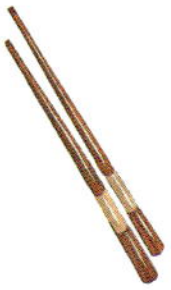

制作

各味入杯，冲入沸水，加盖泡15分钟即可。每天1剂，代茶饮用，味淡为止。

槐米

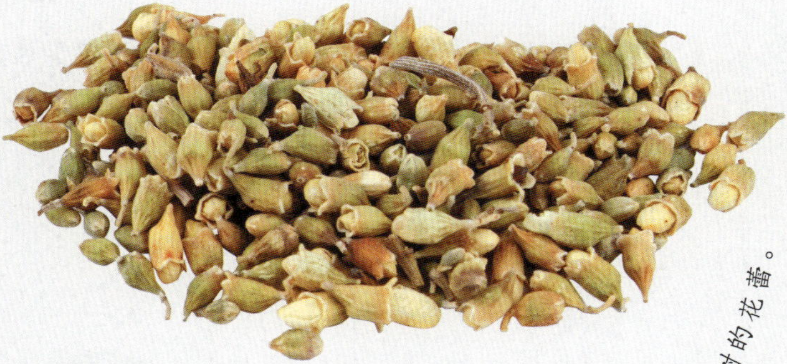

为豆科（或蝶形花科）植物槐树的花蕾。

凉血止血，清肝泻火。

性味

味苦，性微寒。

食养方法

冲泡、炖汤。

食养方

槐米瘦肉汤

清肝泻火、滋阴润燥。

辅助调理　阴虚火旺所致腰膝酸软、头晕耳鸣、潮热盗汗等症。

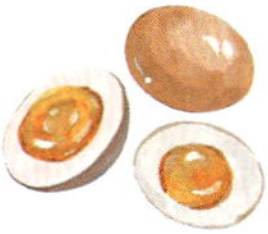

配方

猪瘦肉	200 克	槐米	10 克
荸荠	30 克		

制作

将瘦猪肉切成小块备用；荸荠洗净去皮，对切成四小块备用；槐米洗净备用。将瘦猪肉和荸荠一起放入锅内，加入适量冷水，大火煮开，撇去白沫，再加入槐米，小火熬 1.5 小时。加适量食盐调味即可。

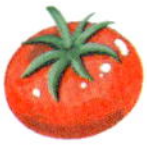

槐米茶

凉血止血，祛痰止咳。

辅助调理　血热证所致便血、鼻出血、痔疮出血等症，也可用于牙龈出血、咳嗽多痰等症。

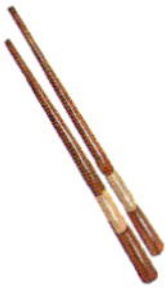

配方

槐米	10 克	大枣	2 枚
蜂蜜	适量		

制作

将槐米用小火炒香后，和大枣一起放入杯内，加适量开水冲泡即可。槐米也可以不用炒，直接冲泡。依个人口味加入蜂蜜等调味。

注：槐米茶适合单泡，不适合搭配其他花茶。

槐花

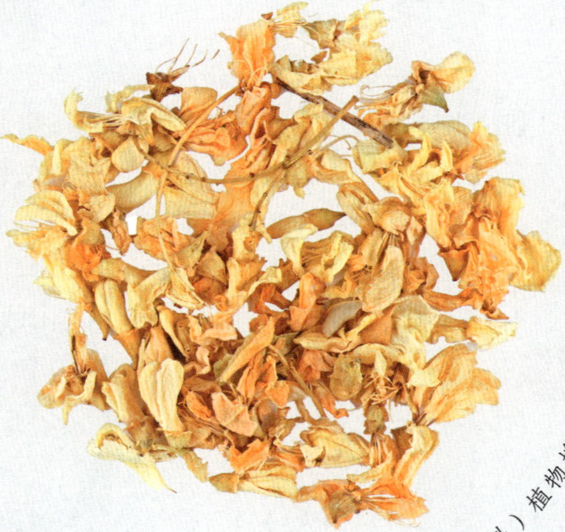

为豆科（或蝶形花科）植物槐树的干燥花。

凉血止血，

清肝泻火。

性味

味苦，性微寒。

食养方法

入菜、冲泡。

槐花糕

凉血止血，清肝泻火。

辅助调理　咽喉疼痛、牙龈肿痛、头痛目赤、大便干结、小便色黄等症。

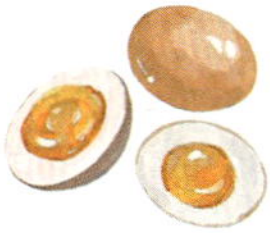

配方

鲜嫩槐花	500克	面粉	200克
玉米粉	200克	糯米粉	100克
食盐	适量		

制作

食养方

把槐花去蒂洗净，沥干水分备用；将面粉、玉米粉和糯米粉混匀后加入槐花中，还可依照口味加入白砂糖适量，将上述充分拌匀，以捏一把能粘到一起为佳，用模具做成各种形状，或者直接铺平切成方块，放到纱布上，隔水蒸15～20分钟，香气四溢时即熟。

槐菊饮

清热解毒，平肝潜阳，去脂降压。

辅助调理　肝火炽盛所致头痛眩晕、目赤溺赤、大便秘结等症。

配方

槐花	10克	菊花	10克
白糖	适量		

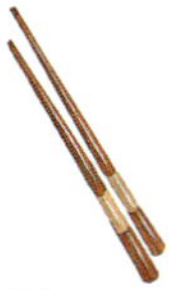

制作

将槐花和菊花一起放入杯中，冲入沸水，加盖泡15分钟即可。每天1剂，代茶饮用，味淡为止，可常用。

第5章 果实种子类

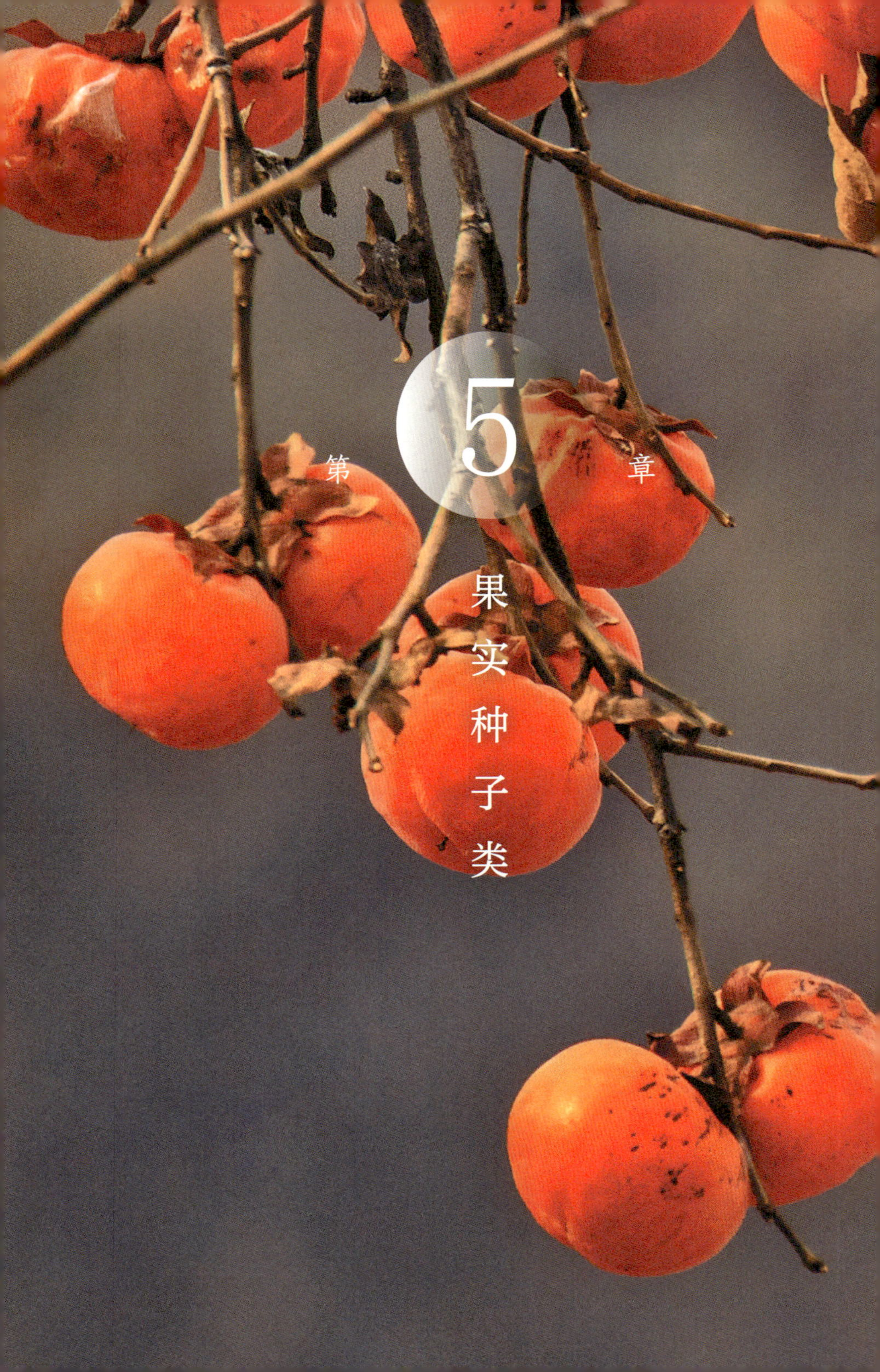

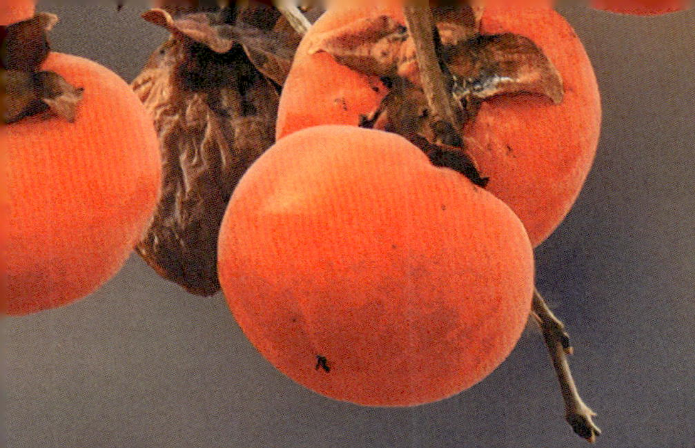

等待花期

花有花期，人有时运。
我们不可能一下子变得优秀，
不可能一下子就减掉肥肉，
也不可能一下子就能培养出一个好习惯。

你会发现，任何事情都需要一个过程，
这个过程也是你成长进步的一部分。
步履不停，一路生花，
你的每一步都算数。

八角茴香

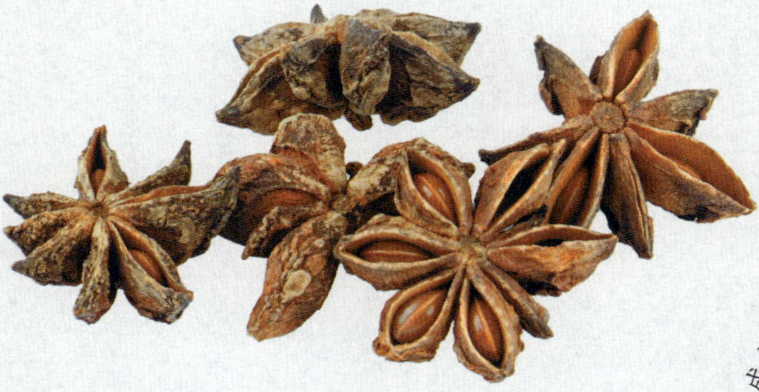

为木兰科植物八角茴香的干燥成熟果实。

温中散寒、理气止痛、健胃止呕。

性味

味辛，性温。

食养方法

调料、入菜。

八角炖雄鸡

温脾暖胃，益气补血。

辅助调理　胃寒呕吐、腹部冷痛、胃部胀闷等症。

配方

雄鸡　1只　八角茴香　20克

备注：料酒、姜、大葱、盐、味精、胡椒粉适量。

制作

食养方

将八角去杂质、洗净；雄鸡宰杀后，去毛、内脏及爪，并洗净；姜拍松，葱切段；将八角茴香、鸡、姜、葱、料酒一同置于炖锅内，加入3 000毫升清水，用大火烧沸，转小火炖45分钟，加入盐、味精、胡椒粉略炖即成。

决明茴香汤

温胃理气，润肠通便。

辅助调理　风热头痛、肝胆湿热、目赤肿痛、大便秘结等症。

配方

八角茴香　10个　决明子　15克

黑芝麻　10克

制作

将八角茴香、决明子、黑芝麻3味共研烂，加水煎20分钟，略沉淀，取清汤即可。内服。

刀豆

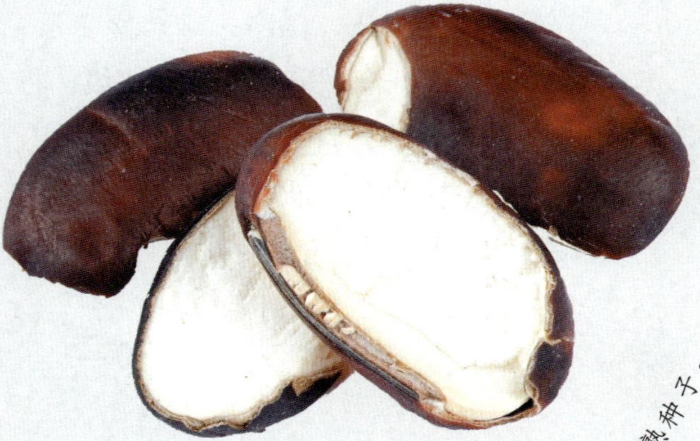

为豆科植物刀豆的干燥成熟种子。

性味

味甘，性温。

食养方法

入菜、煮水。

温中，

下气，

止呃。

刀豆猪腰汤

温中下气，益肾补元。

辅助调理　肾虚腰痛等症。

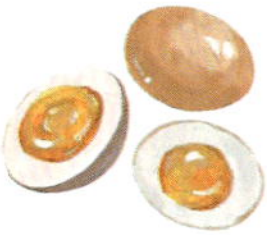

配方

刀豆籽	10 粒	猪腰子	1 个
料酒	10 克	精盐	2 克
姜片	2 克	胡椒粉	1 克
猪油	30 克	肉汤	500 毫升

制作

刀豆籽洗净。猪腰子剖开洗净去尽臊膻，洗净、焯水、切片。锅烧热，加入姜片、猪腰，煸炒片刻后加刀豆、盐、料酒、胡椒粉、猪油、肉汤，炖至猪腰、刀豆熟透，即可食用。

刀豆甘草饮

温中理气，健胃止呃，益肾补元。

辅助调理　腹胀、肾虚腰痛、虚寒呃逆和呕吐或百日咳等症。

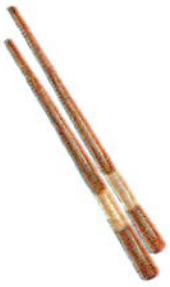

配方

刀豆籽	10 粒	甘草	3 克
冰糖	适量		

制作

将刀豆籽用粉碎机打碎后倒入杯中，加入甘草、冰糖，加水适量，大火烧开后转小火煎 20～30 分钟即可。

小茴香

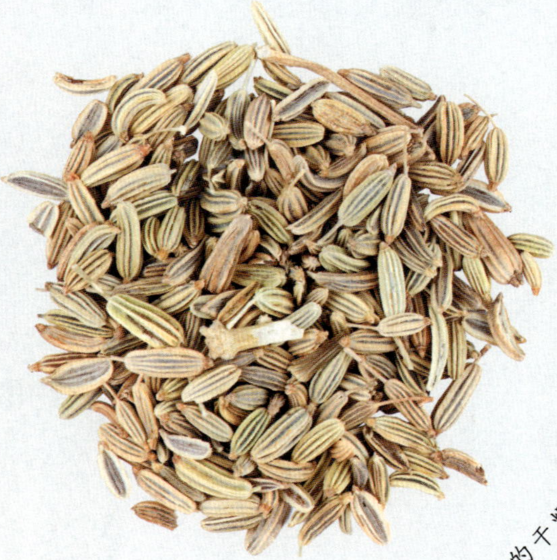

为伞形科植物茴香的干燥成熟果实。

散寒止痛，
理气和胃。

性 味

味辛，性温。

食养方法

入菜。

食养方

茴香炒猪血

温经散寒，补气养血。

辅助调理　消化不良、口臭腹胀、腹痛便秘等症。

配　方

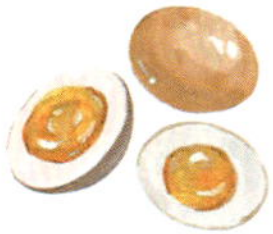

小茴香	10克	干姜	10克
大枣	10个	猪血块	150克

备注：料酒、葱、姜、食盐、味精各适量。

制　作

将小茴香、干姜水煎取汁，加入大枣、猪血块及料酒、葱姜等一起煮，至大枣、猪血块熟，加食盐、味精调味即可。每天1剂，分2次佐餐食用。

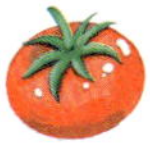

茴香炒腰花

温肾散寒，和胃理气。

辅助调理　肾虚腰痛、少腹冷痛、胃脘冷痛等症。

配　方

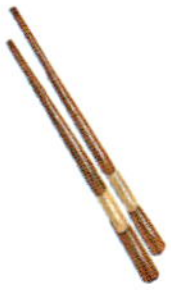

炒小茴香末	10克	熟地黄	15克
枸杞子	15克	猪腰花	100克

备注：料酒、葱、姜、食盐、味精各适量。

制　作

将小茴香末、熟地黄水煎取汁，加入枸杞子、猪腰花煮至猪腰花熟，加入调料，略煮入味即可。每天1剂，分2次佐餐食用。

山楂

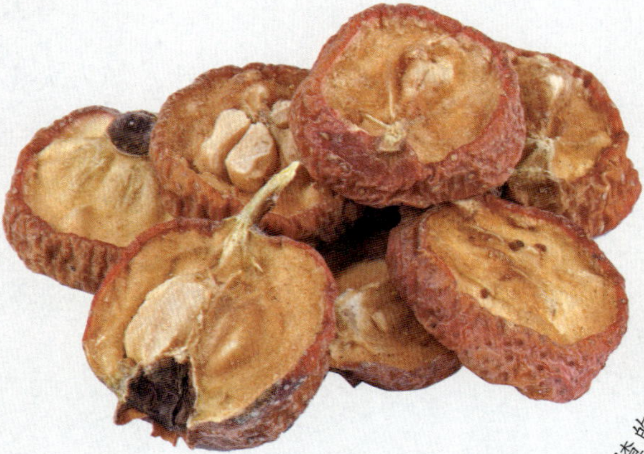

为蔷薇科植物山里红或山楂的干燥成熟果实。

消食健胃，行气散瘀，化浊降脂。

性味

味酸、甘，性微温。

食养方法

冲泡、煮茶。

山楂降脂茶

消食理气，活血降脂。

辅助调理　高脂血症伴肉食积滞，或经常感冒咳嗽、食欲不佳等症。也适合减肥人士。

配　方

生山楂	7克	炒山楂	7克
炒陈皮	9克	红茶	适量

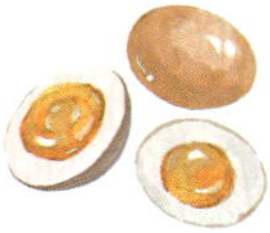

制　作

食养方

将生、熟山楂和炒陈皮一并放入杯内，再加入适量红茶，然后用沸水冲泡15分钟，即可饮。

注：胃酸过多、有溃疡病者不宜饮用。

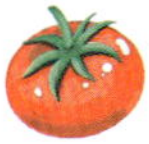

人参山楂茶

补脾胃，止泄泻。

辅助调理　营养不良，皮肤缺乏光泽及肠炎等症。

配　方

人参	10克	山楂	10克	茯苓	15克
莲子	10克	山药	10克	陈皮	6克
甘草	6克	白糖	30克		

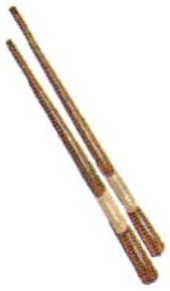

制　作

将以上食材洗净，放入铝锅内，加水适量。将铝锅置大火上烧沸，再用小火煮25分钟，停火，滤去渣，加入白糖搅匀即成，代茶饮用。

乌梅

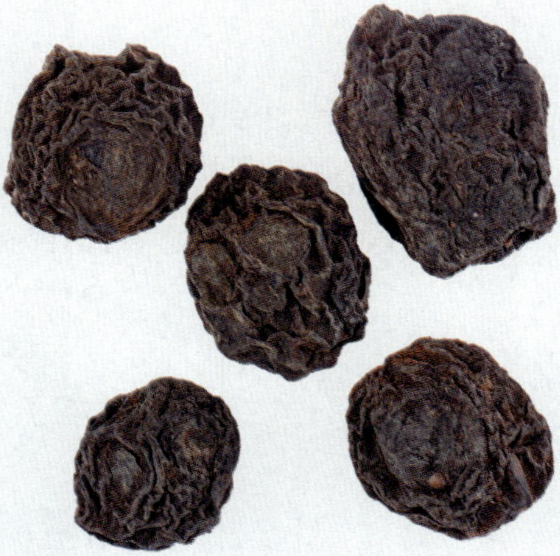

为蔷薇科植物梅的干燥近成熟果实。夏季果实近成熟时采收，低温烘干后闷至色变黑。

性味

味酸、涩，性平。

食养方法

煮汤、入菜。

敛肺止咳，涩肠止泻，安蛔止痛，生津止渴。

食养方

乌梅糕

清凉消暑，养阴生津。

辅助调理　胃酸缺乏、食欲减退、消化不良等中暑症。

配方

绿豆	500 克	红豆沙	500 克
乌梅	50 克	白糖	150 克

制作

将绿豆用沸水浸泡 2 小时，去除外皮，并用清水将皮漂去放在钵内，加清水上笼蒸约 3 小时，待熟透后取出，除去水分，拌成绿豆沙；将乌梅用沸水浸泡 3 分钟，取出后切成小丁或小片。将制糕木蒸框放在案板上，下面衬白纱巾一块，先放上一半绿豆沙铺均匀，撒上乌梅，中间铺一层红豆沙，再将其余的绿豆沙铺上压实，然后将白糖均匀地撒在上面，拿去木框，切成方块，铲入盘中食用。

乌梅汤

生津止渴，养阴通便。

辅助调理　夏日烦渴、热病口干、老年便秘等症。

配方

乌梅	250 克	白糖（或冰糖）	50 克

备注：乌梅可根据个人口味适当加减。

制作

乌梅洗净，在水中浸泡约 30 分钟，连带浸泡的水一起入锅，先用大火把水烧开，然后再用小火煮，直至乌梅的皮被煮成渣掉出来为止（全过程约 30 分钟），最后加入冰糖或白糖调味。

木瓜

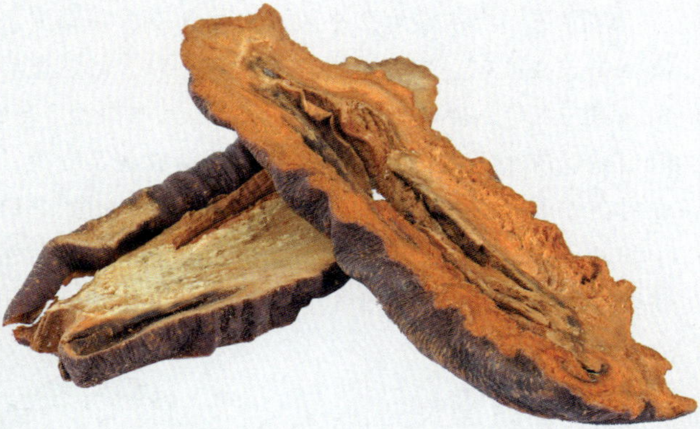

为蔷薇科植物贴梗海棠的干燥近成熟果实。

舒筋活络，
和胃化湿。

性味

味酸，性温。

食养方法

即食、入菜。

食养方

红枣木瓜猪肝汤

益气养血，通经活络。

辅助调理　气血双亏所致的经闭，或月经量少、色淡，经后腹空痛等症。

配　方

红枣	20 枚	木瓜	1 个
猪肝	50 克	食盐	适量

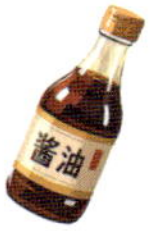

制　作

将红枣去核，木瓜去皮、瓤，切成薄片，猪肝洗净，剁碎。三物共入锅中，加水适量，置大火上煮沸，转小火炖 20～30 分钟，加盐适量，调味即成。

木瓜茶

舒筋活络，缓急止痛，除湿和中。

辅助调理　腰痛、畏寒，或腿部易抽筋等症，亦可用于夏季祛除暑湿保健。

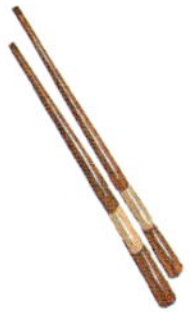

配　方

宣木瓜片	10 克	蜂蜜	适量

制　作

将宣木瓜薄片洗净，放入杯中，加热水闷泡 5～10 分钟，依个人口味加适量蜂蜜调味即可。可代茶饮用。

备注：本方所称木瓜为药用宣木瓜，不同于水果木瓜番木瓜。

火麻仁

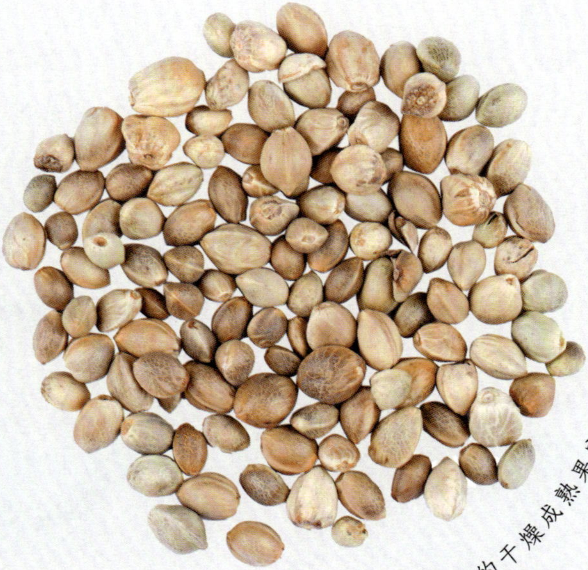

为桑科植物大麻的干燥成熟果实。

润燥滑肠，通淋活血。

性味

味甘，性平。

食养方法

煮粥、煮菜。

食养方

火麻仁茶

润燥滑肠，滋养补虚。

辅助调理　肠燥便秘、中虚腹痛等症。

配　方

火麻仁　15克　白糖　少许

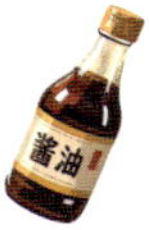

制　作

将火麻仁洗净、炒香，研碎，加水300毫升，大火烧开后去渣取汁，加入白糖搅匀，稍温即可饮用。

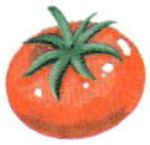

火麻仁粥

润肠通便，滋养补虚。

辅助调理　老人诸虚肠燥便秘，大肠风热结涩，妇人恶露不畅等症。

配　方

火麻仁　15克　粳米　50克

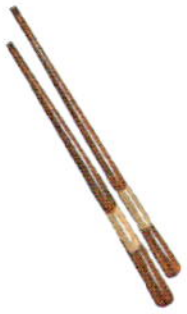

制　作

火麻仁加水少许捣烂，再加粳米及水适量煮粥，调味服食。

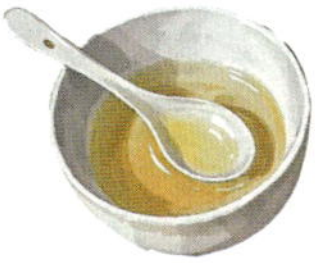

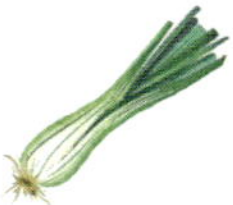

白果

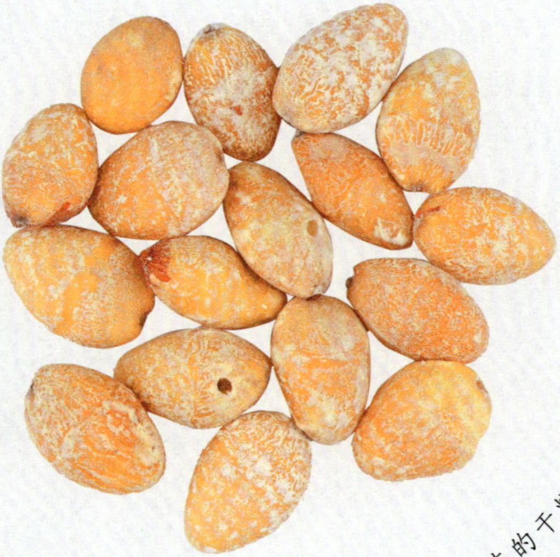

为银杏科植物银杏的干燥成熟种子。

敛肺定喘，止带缩尿。

性味

味甘、苦、涩，性平。

食养方法

煮粥、入菜等。

白果全鸭

滋阴补肾，降火润肺。

辅助调理　骨蒸痨热、咳嗽水肿、哮喘痰咳等症。

配方

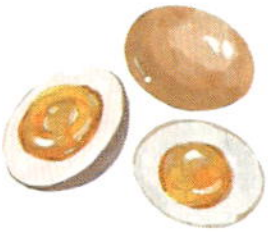

白果	100克	猪油	500毫升
水盆鸭	1只（约1 000克）		

备注：生粉汁、胡椒粉、料酒、上汤、生姜、葱、食盐及花椒各适量。

制作

食养方

将白果去壳、皮膜和芯，沥干后油炸捞出；将鸭洗净，内外用食盐、胡椒粉、料酒抹匀，加生姜、葱、花椒，蒸1小时。将鸭去净骨头，放入大碗中，露在碗外的鸭肉沿碗口修圆切下，改切成丁，与白果混匀放在鸭脯上，浇入上汤，大火蒸30分钟，即翻扣盘内。用上汤加料酒、盐、胡椒粉、生粉汁勾芡，浇在鸭肉上即可。

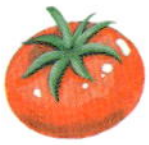

白果粥

敛肺止咳，燥湿止带。

辅助调理　久咳肺虚，湿热带下等症。

配方

白果仁	10个	薏苡仁	60克
大米	60克	白糖	适量

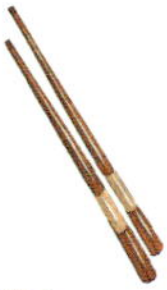

制作

薏苡仁入锅，加水煮至薏苡仁化开，加入白果仁、大米煮成粥，加白糖调味即可。

白扁豆

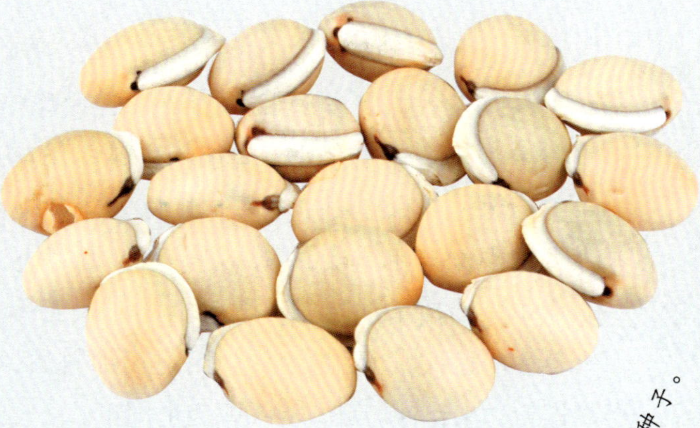

为豆科植物扁豆的干燥成熟种子。

补脾和中，

化湿消暑。

性味

味甘，性微温。

食养方法

煮粥、入菜。

白扁豆大米粥

补脾暖胃，化湿消暑，补虚止泻。

辅助调理　食欲不佳、四肢沉重、头晕胸闷、精神不振、小便黄大便稀等症。

配方

白扁豆　25克　大米　50克

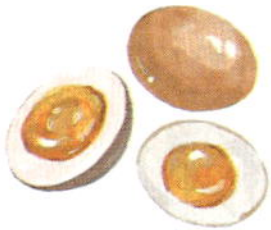

制作

白扁豆洗净后泡8～10小时。将大米洗净，用清水泡1小时。大米与白扁豆放入砂锅中，加入适量清水，大火煮开。小火炖至粥熟软即可。

食养方

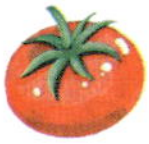

猪肉炖扁豆

健脾化湿，清热祛暑，消滞。

辅助调理　消化不良、腹痛腹泻、湿热疮毒等症。

配方

白扁豆　50克　猪瘦肉　100克

盐　适量

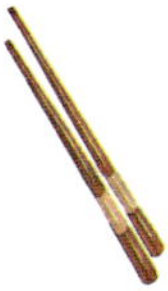

制作

将猪瘦肉洗净，用开水稍烫去血腥味，切成细末，然后放入锅内，加水适量，再加入白扁豆，用小火炖1小时，调味后即可食用。

龙眼肉

（桂圆）

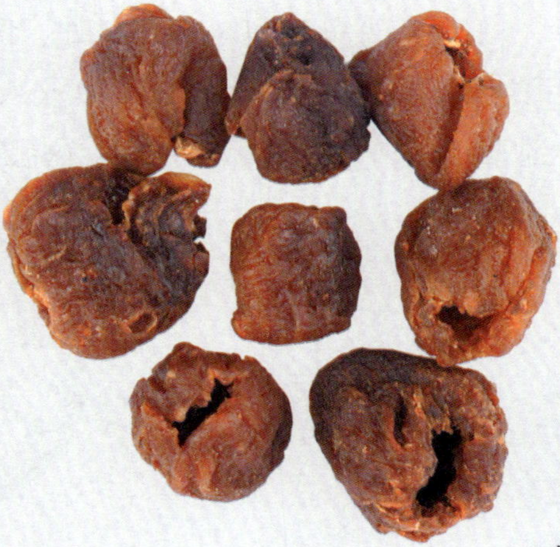

为无患子科植物龙眼的假种皮。

补益心脾，
养血安神。

性味

味甘，性温。

食养方法

即食、煮粥。

龙眼肉（即食）

补益心脾，养血安神。

辅助调理　气血不足、心悸失眠、血虚萎黄等症。

配　方

桂圆　　10个

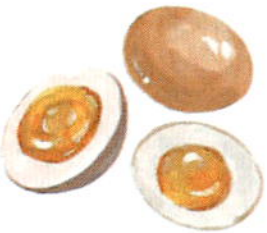

制　作

挑选干净、无发霉的桂圆，洗净、剥壳后直接食用，每晚睡前吃，吃完用清水漱口。也可泡茶饮。

食养方

桂圆百合莲子饮

补益心脾，宁神镇静。

辅助调理　心脾两虚之心悸、气短、失眠等症。

配　方

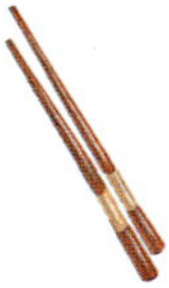

龙眼肉	50克	百合	50克
莲子	50克	白糖	50克

制　作

将龙眼肉、百合、莲子三味洗净，放入碗中加清水，放锅内蒸，莲子熟后，加白糖调味，再蒸10分钟，即可食用。

决明子

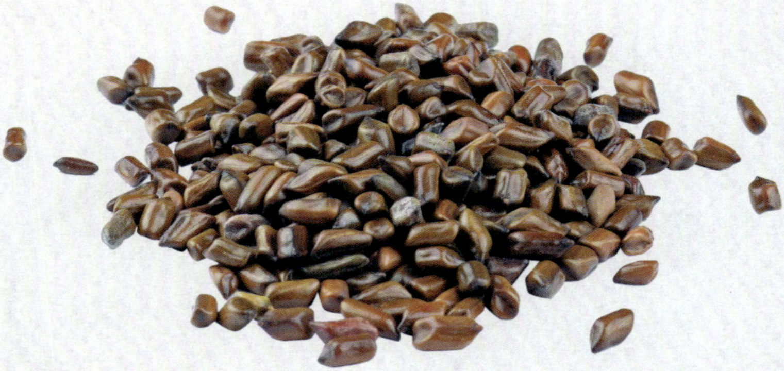

为豆科植物钝叶决明或决明（小决明）的干燥成熟种子。

清热明目，润肠通便。

性味

味甘、苦、咸，性微寒。

食养方法

煮粥、冲泡。

食养方

决明子粥

清肝明目，润肠通便。

辅助调理　目昏头痛、目赤肿痛、畏光多泪、夜盲、习惯性便秘等症。

配　方

决明子	10 克	粳米	60 克
冰糖	少量		

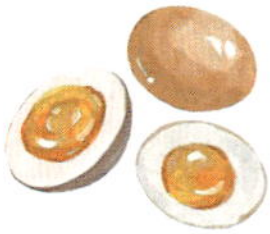

制　作

将粳米淘洗干净（冷水浸泡半小时更佳），沥干，备用；将决明子炒至微有香气，捣碎研末备用。将粳米加入适量冷水，大火煮沸后加入决明子末，转小火慢煮成粥，加入冰糖调匀，稍煮即可。

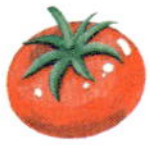

山楂决明子瘦肉汤

润肠通便，清热明目。

辅助调理　饮食积滞、肥胖多脂、肝热目赤、头晕目眩等症。

配　方

瘦猪肉	250 克	山楂	30 克
决明子	30 克	鲜荷叶	半片
去核红枣	5 枚		

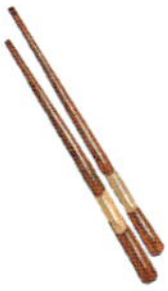

制　作

将猪肉洗净切块入锅焯水后，再加山楂、决明子、鲜荷叶、红枣同炖，先大火煮开后转小火炖 1～2 小时，加调料调味即可服食。

肉豆蔻

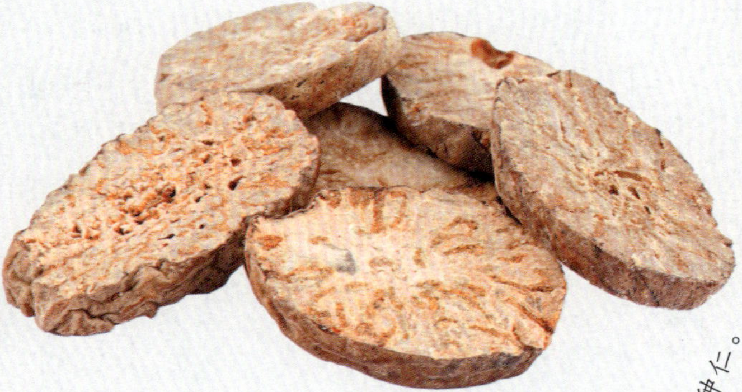

为肉豆蔻科植物肉豆蔻的干燥种仁。

温中行气，涩肠止泻。

性味

味辛，性温。

食养方法

煮粥。

食养方

肉豆蔻粥

行气消胀，温中散寒，涩肠止泻。

辅助调理　脾胃虚寒型胃炎、胃脘冷痛、腹泻等症。

配方

肉豆蔻　3克　　粳米　30克

生姜　少许

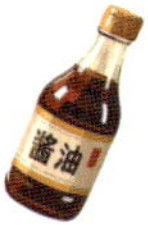

制作

取肉豆蔻3克与生姜少许研成末，再将粳米30克淘净，加适量水煮沸10分钟后加入肉豆蔻及姜末，再小火煮成粥。

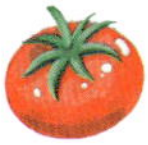

豆蔻莲子粥

温中消食，益肾养心。

辅助调理　脾胃虚寒引起的胃痛，呕吐和食欲不振等。

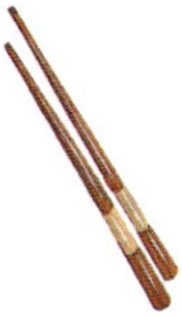

配方

肉豆蔻　5克　　莲子（去心）　30克

粳米　100克

制作

将粳米洗净，和肉豆蔻、莲子一起加入锅中，加水适量，熬煮成粥。

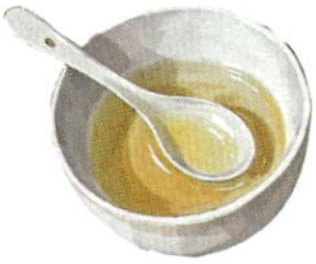

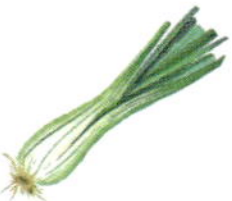

余甘子

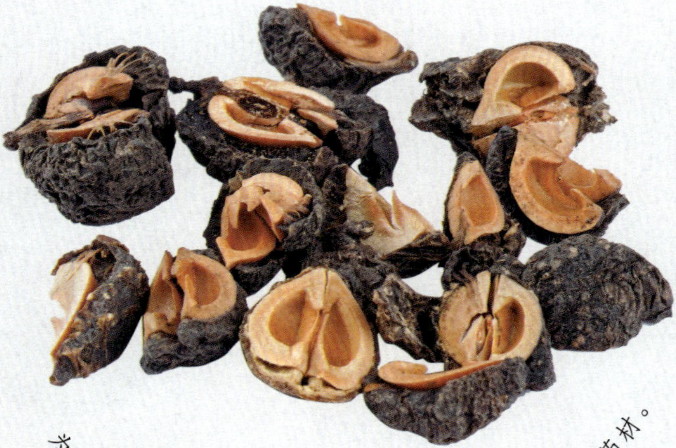

为大戟科植物余甘子的干燥成熟果实。系藏族常用药材。

清热凉血，消食健胃，生津止渴。

性味

味甘、酸、涩，性凉。

食养方法

煮粥、冲泡。

食养方

余甘子银杏龙眼肉粥

清热凉血，健脾益胃。

辅助调理　消化不良、食欲不振、腹胀腹痛、咽痛目赤、视物不清等症。

配　方

余甘子	10 颗	银杏	15 枚
龙眼肉	5 颗	大米	150 克

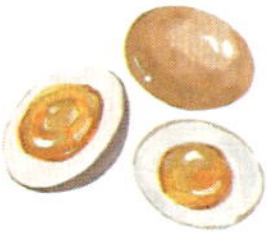

制　作

将大米、余甘子分别洗净，银杏、龙眼肉均去壳；将四种材料一起放入砂锅中，加入适量清水，煮至米烂粥稠即可。早餐食用，趁热服用，每天 1 剂。

余甘子青果茶

清热、生津、止渴。

辅助调理　阴虚燥热之糖尿病口干口渴、消化不良、久咳、扁桃体肿大等症。

配　方

余甘子	3 颗	藏青果	3 枚
冰糖	12 克		

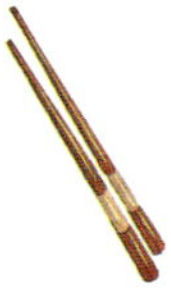

制　作

将余甘子和藏青果洗净后，一起加入杯内，倒入开水泡 15 分钟即可饮用。可加冰糖调味。

佛手

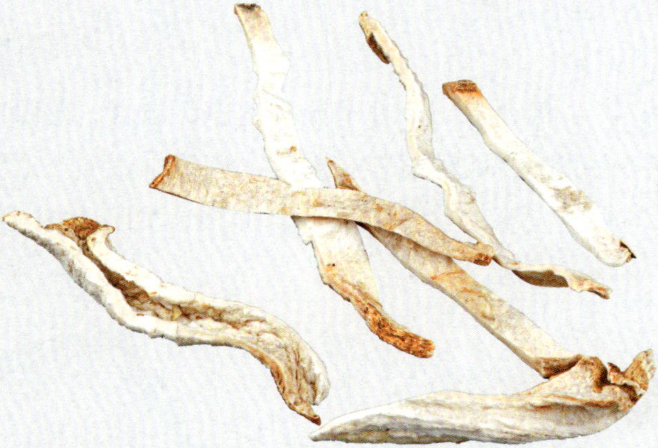

为芸香科植物佛手的干燥果实。

疏肝理气，
和胃止痛，
燥湿化痰。

性味

味辛、苦、酸，性温。

食养方法

煮粥、冲泡。

佛手粥

健脾养胃，理气止痛。

辅助调理　消化不良、食欲不振、胸闷气滞、嗳气呕吐等症。

配方

佛手	10～15 克	粳米	50～100 克
冰糖	适量		

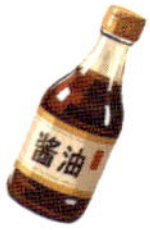

制作

将佛手洗净，加水适量，煎汤去渣，再加入洗净的粳米和冰糖适量，大火烧开后转小火熬煮成粥。

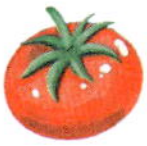

佛手茶

理气和中，提神益思。

辅助调理　气滞胃痛、胸闷腹胀、嗳气呕吐等症。

配方

鲜佛手　15 克　或　佛手片　6 克

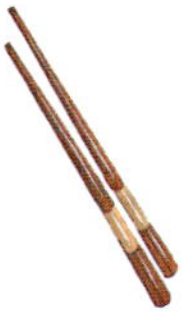

制作

将佛手洗净后放入带盖杯中，加入开水冲泡 15 分钟，待水温适宜后即可饮用。

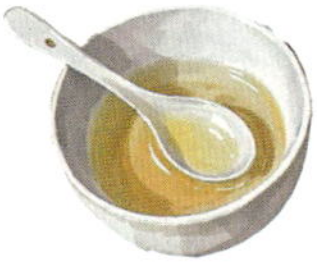

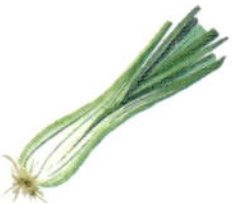

杏仁

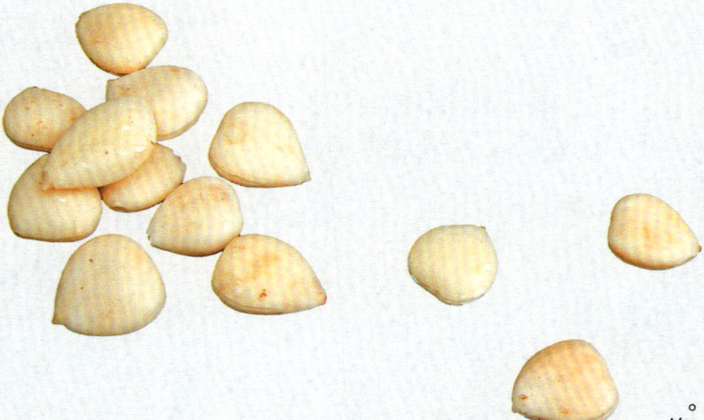

为蔷薇科植物山杏、西伯利亚杏、东北杏或杏的干燥成熟种子。

苦杏仁：降气止咳平喘，润肠通便。

甜杏仁：润肺，平喘。

性味

苦杏仁：味苦，性微温，有小毒。
甜杏仁：味甘，性平。

食养方法

煮粥。

杏仁猪肺汤

宣肺止咳，散寒解表。

辅助调理　小儿急性支气管炎及反复咳嗽、气短声低、面色苍白、畏风等症。

配　方

猪肺　1具　　杏仁　30克　　生姜　15克

备注：料酒、食盐、酱油、油、白胡椒粉各适量。

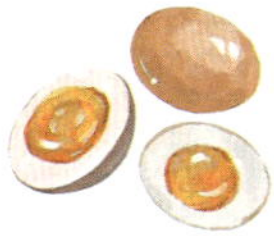

制　作

食养方

将猪肺洗净、切块；生姜去皮、切片；杏仁去皮。在炒锅中加少许食油，烧热后加入猪肺、姜片及适量料酒，翻炒至半熟，加入杏仁、食盐、酱油等，大火烧开后转小火煨炖，至熟烂后加入少许白胡椒粉，即可服食。

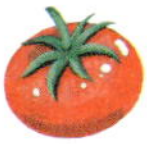

百合杏仁粥

养阴润肺，止咳化痰。

辅助调理　肺胃阴伤而引起的干咳无痰、气逆作喘、虚烦少眠等症。

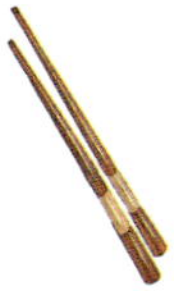

配　方

鲜百合	50克	甜杏仁	10克
白米	50克	白糖	30克

制　作

甜杏仁泡好去皮，待用。先煮米几沸后，放入鲜百合（以去皮为好）及甜杏仁，粥成后加糖调味。早晚食用。

沙棘

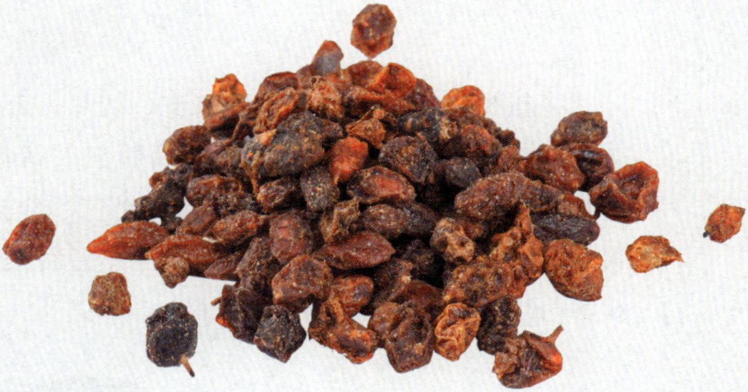

为胡颓子科植物沙棘的干燥成熟果实。系蒙古族、藏族常用药材。

健脾消食，止咳祛痰，活血散瘀。

性味

味酸、涩，性温。

食养方法

煮粥、冲泡。

沙棘桑椹粥

滋补肝肾，宁心降脂，生津止渴。

辅助调理　运动乏力、脾胃不和、便秘、免疫力低下等症。

配方

沙棘	20 克	桑椹	60 克（干品 30 克）
冰糖	20 克	粳米	100 克

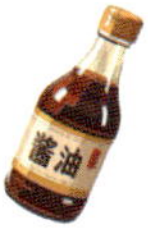

制作

将桑椹、沙棘择净、冲洗后与淘洗干净的粳米同入砂锅煮粥，先用大火烧开，再转用小火熬煮成稀粥。

沙棘茶

止咳化痰，消食化滞。

辅助调理　虚损劳嗽、食滞痞满等症。

配方

沙棘	10 克

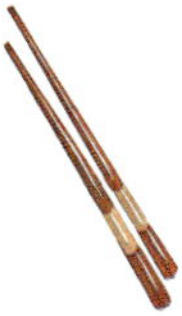

制作

将沙棘洗净切成薄片，放入茶杯中，沸水冲泡，加盖焖 30 分钟即成。

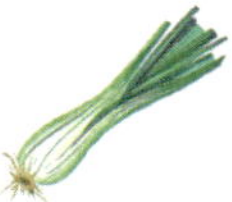

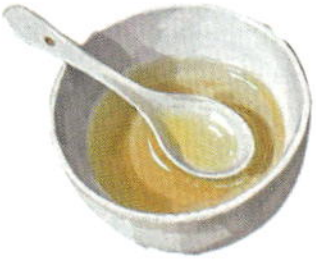

芡实

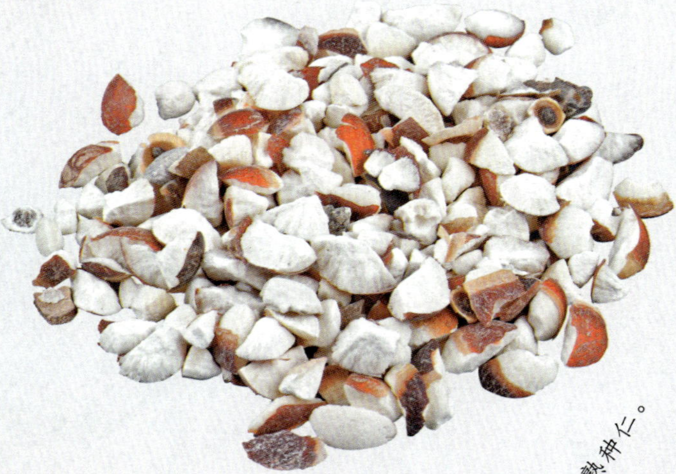

为睡莲科植物的干燥成熟种仁。

益肾固精，
补脾止泻，
除湿止带。

性味

味甘、涩，性平。

食养方法

制酒、入菜。

扁豆芡实糕

健脾利湿，益肾固涩。

辅助调理　慢性脾虚腹泻、小儿肾虚遗尿等症。

配方

白扁豆	200克	芡实	200克
山药	200克	莲子	200克
糯米粉	100克	粳米粉	100克
红糖	100克	白糖	100克

制作

食养方

先将白扁豆、芡实、山药、莲子分别洗净，晒干或烘干，共研成细粉，与糯米粉、粳米粉、红糖、白糖混合在一起，加水揉搓成32个粉团，用模具压成糕点，上笼，大火蒸30分钟，晾凉后即成。当点心，每天2次，每次4块。

苡仁芡实酒

健脾利湿，除痹缓急。

辅助调理　脾虚腹泻、肌肉酸痛、关节疼痛、水肿、白带等症。

配方

薏苡仁	5克	芡实	5克
白酒	500毫升		

制作

先将前两味药洗净，去杂质，置容器中，加入白酒，密封，浸泡，并经常摇动，15天后过滤去渣即可取用。每天饮服2次，每次10～15毫升。

花椒

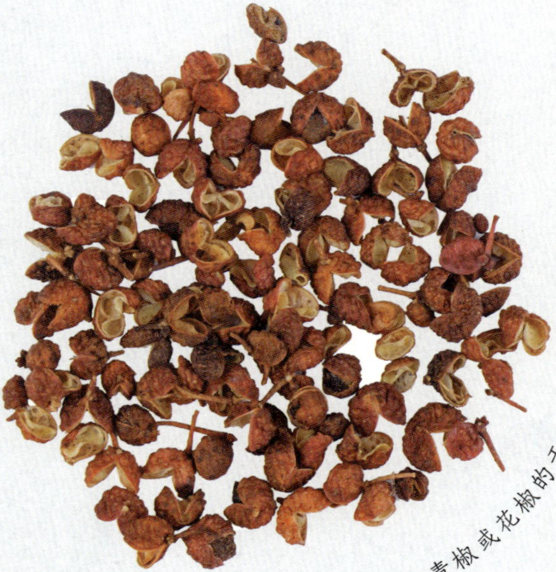

为芸香科植物青椒或花椒的干燥成熟果皮。

温中止痛，
杀虫止痒。

性味

成熟果皮：味辛，性温。
种子：味苦、辛，性温。

食养方法

作辅料、制酒。

花椒油

芳香健胃，温中散寒，除湿止痛。

辅助调理 脾胃虚寒、食欲减退、脘腹冷痛、呕吐腹泻等症。

配 方

香油（麻油最佳） 100毫升 花椒 10克

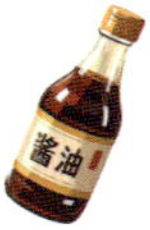

制 作

香油（麻油最佳）100毫升，放锅内熬热，投入花椒10克，炸焦后去花椒，待温1次服下。

花椒酒

辛温疏表，解热止痛。

辅助调理 防治四时瘟疫，感冒发热、头痛。也用于预防流感。

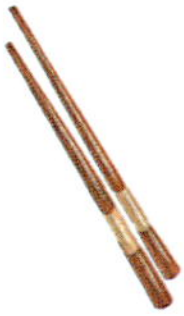

配 方

花椒 60粒 白酒 500毫升

制 作

将花椒择拣干净，捣碎，倒入白酒，密封浸泡，经常摇动，半个月后即可服用。

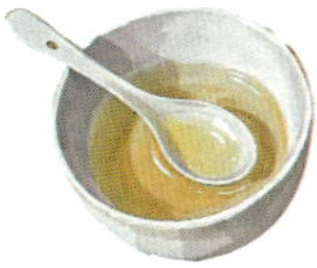

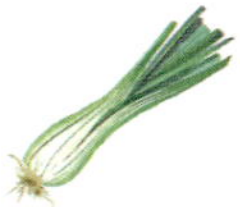

赤小豆

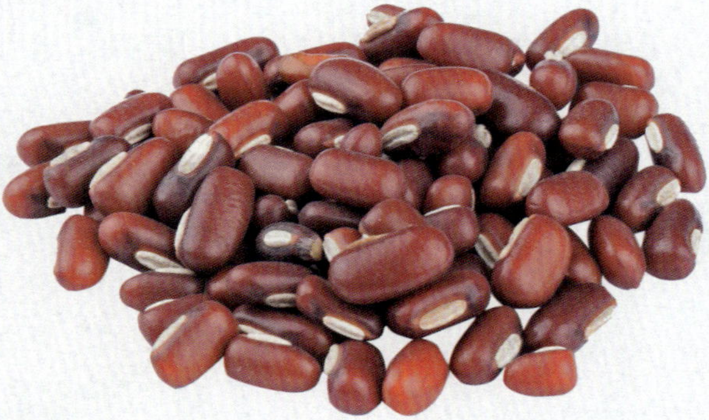

为豆科植物赤小豆或赤豆的干燥成熟种子。

利水消肿，解毒排脓。

性味

味甘、酸，性平。

食养方法

煮粥。

赤小豆燕麦粥

健脾利水，降糖减肥。

辅助调理　体重超重者，伴糖尿病、高脂血症、高血压病、脂肪肝者尤适宜。

配方

赤小豆	30克	燕麦	10克
水淀粉	适量		

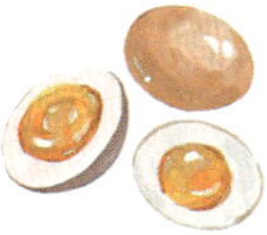

制作

食养方

锅中倒入适量清水烧开，放入洗净的赤小豆。盖上锅盖，转小火煮约1小时，揭开盖倒入燕麦，再盖上盖，用小火煮约20分钟至软熟。倒入少许水淀粉勾芡即成。

赤小豆薏米玫瑰饮

健脾祛湿，利水消肿，美容养颜。

辅助调理　脾虚湿盛、水肿胀满、脚气浮肿、面部色斑等症。

配方

赤小豆	50克	薏米	30克
红枣	10克	玫瑰花	适量

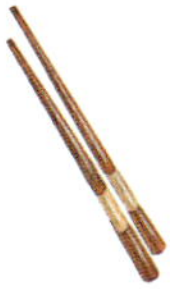

制作

将赤小豆、薏米、红枣、玫瑰花洗净，将红枣去核。将所有材料放入豆浆机，加入纯净水后打成浆，倒入碗中，撒一点玫瑰花碎屑，即可饮用。

麦芽

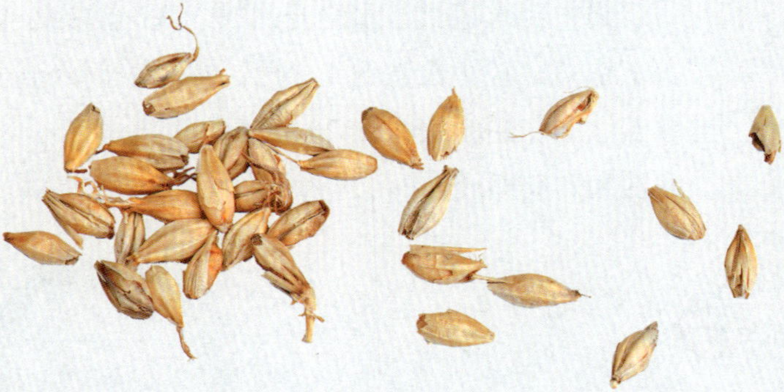

为禾本科植物大麦的成熟果实经发芽干燥的炮制加工品。

行气消食，健脾开胃，回乳消胀。

性味

味甘，性平。

食养方法

煎服。

炒麦芽

疏肝理气，健脾消食，回乳消胀。

辅助调理　饮食积滞、脘腹胀满、肝气郁结及女性断奶或乳汁郁积所致乳房胀痛等症。

配　方

麦芽　　250 克

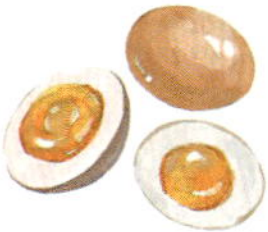

制　作

食养方

将麦芽择净后，倒入锅里用中火炒熟，研成末，取 10～15 克用温水煎煮或沸水冲调服。回乳者，用量要适当加大。

山楂麦芽粉

疏肝解郁，健脾开胃，活血化瘀。

辅助调理　积食引起的腹胀、恶心、肝气郁结及高血脂等症。

配　方

山楂	15 克	麦芽	15 克
神曲	15 克		

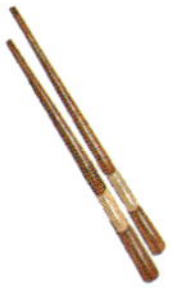

制　作

将山楂、麦芽、神曲三者等量混合，共研为细末即可。每次取 1～2 克，开水冲服，每天 3 次。

枣

（大枣、酸枣、黑枣）

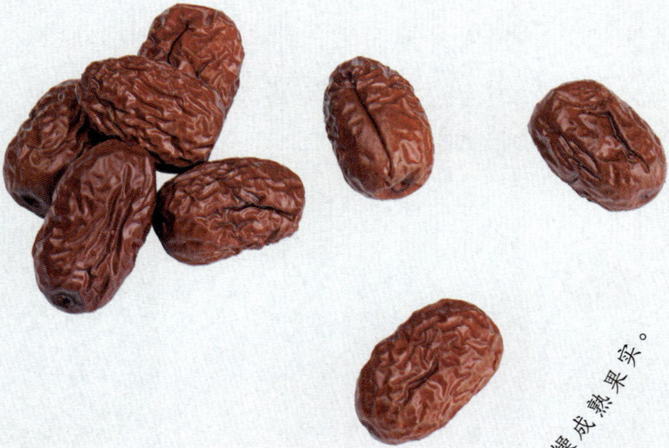

为鼠李科植物枣的干燥成熟果实。

补中益气，养血安神。

性味

味甘，性温。

食养方法

冲泡、煮茶。

桂圆红枣茶

健脾养胃，益气补血，补心安神。

辅助调理　贫血、病后体弱、妇女产后虚弱等症。

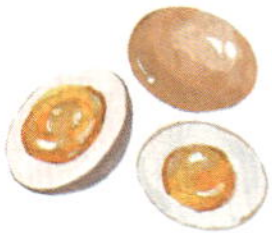

配方

桂圆	250 克	大枣	150 克
白糖	适量		

制作

将桂圆去壳去核，冲洗干净；大枣洗净去核；取锅上火，放入桂圆肉和大枣，加入适量清水，煮至熟烂，放入白糖搅匀，出锅放入碗内即成。

大枣茶

清心安神，补血养颜。

辅助调理　脾胃虚弱、心神不宁、失眠多梦、面色萎黄等症。

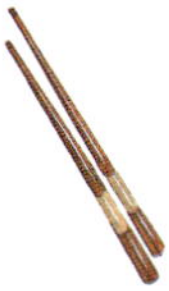

配方

大枣	10 枚	绿茶	3 克
莲子心	0.5 克		

制作

将大枣洗净后，用刀沿着枣核走向环切，连同茶叶和莲子心一起加入杯中，冲入沸水，加盖泡 15 分钟即可。也可煎煮后饮。

罗汉果

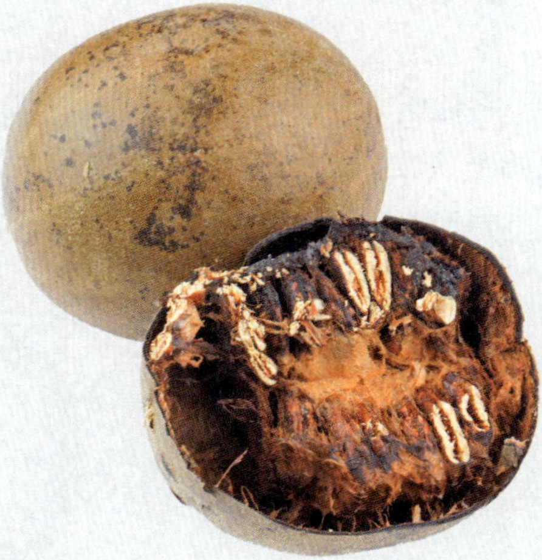

为葫芦科植物罗汉果的干燥果实。

清热润肺，利咽开音，滑肠通便。

性味

味甘，性凉。

食养方法

冲泡、煮汤。

食养方

罗汉果猪肺汤

清热生津，利咽祛痰。

辅助调理　口干咽燥、咽干喉痛、痰火咳嗽、咳痰黏稠、痰出不爽等症。

配方

罗汉果　10克　猪肺　100克

油、盐、生姜、葱花　适量

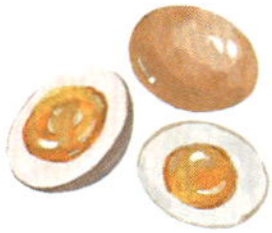

制作

将猪肺洗净后切成小块，倒入油锅中爆炒，然后将罗汉果洗净后拍碎，放入锅中，加适量清水，用大火烧开后转小火煮熟，加适量生姜、葱花、食盐等调味即可。

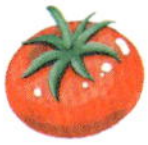

罗汉果茶

清热润肺，滑肠通便。

辅助调理　肺火燥咳、咽痛失音、肠燥便秘等症。

配方

罗汉果　1个

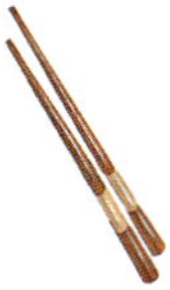

制作

将罗汉果外皮洗净后拍碎，放入杯中，加沸水冲泡10分钟，代茶饮，可常服。

郁李仁

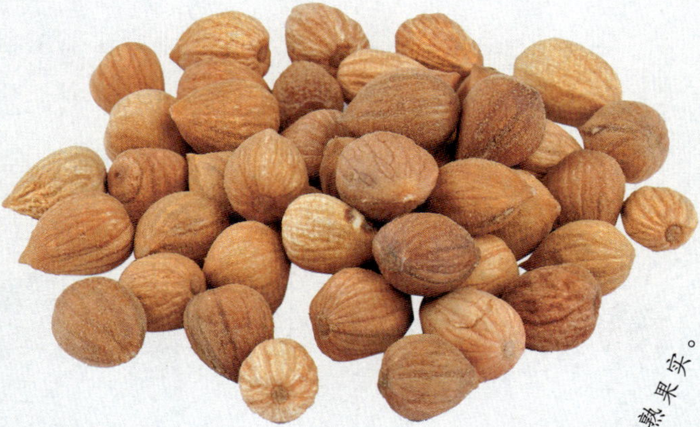

为橄榄科植物橄榄的干燥成熟果实。

润肠通便，下气利水。

性味

味辛、苦、甘，性平。

食养方法

煮粥。

郁李仁粥

润肠通便，利水消肿。

辅助调理　大便干燥难解、小便不利、水肿胀满等症。

配方

郁李仁　10克　　粳米　100克

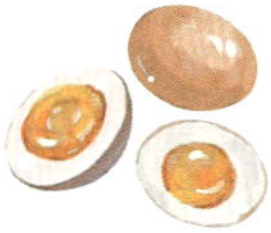

制作

食养方

将郁李仁择净、捣碎，放入锅中，加清水适量，浸泡5～10分钟后，水煎取汁，加粳米煮为稀粥即成。

郁李柏仁粥

润肠通便，养心安神。

辅助调理　心悸、失眠、健忘、长期便秘或老年性便秘等症。

配方

郁李仁	10克	柏子仁	10克
粳米	100克	蜂蜜	20克

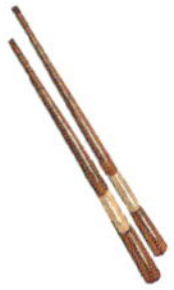

制作

将郁李仁、柏子仁捣碎，加适量水煎煮，滤渣留汤，倒入淘洗好的粳米煮至粥成，晾温后调入蜂蜜食用。

青果

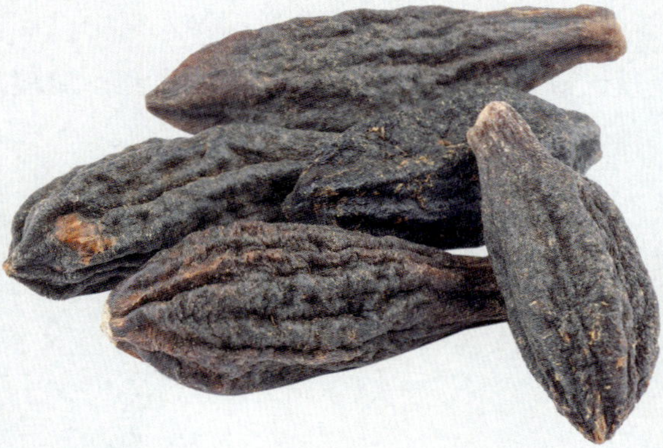

本品为橄榄科植物橄榄的干燥成熟果实。

清热解毒，利咽生津。

性味

味甘、酸，性平。

食养方法

煮茶、炖汤。

食养方

青果冰糖茶

止咳润肺，化痰利咽。

辅助调理　干咳、无痰、咽痛、咽涩等症。

配方

青果　4枚　冰糖　15克

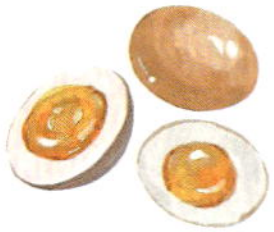

制作

将青果洗净、拍碎，放入锅中，再加入适量冰糖和清水，一起煎煮直到药液减半之后，去渣取汁服用。每天一次，口服慢咽。

青果猪肚汤

温补虚损，健脾益胃。

辅助调理　脾胃虚弱、脾虚食少等症。

配方

猪肚　500克　青果　20克

盐　2克

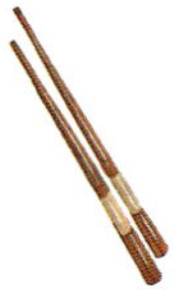

制作

洗净猪肚，先用开水烫一下，再和青果一起加适量清水，炖至猪肚熟烂即可。食用时加少许的食盐调味，以喝汤为主。

枳椇子

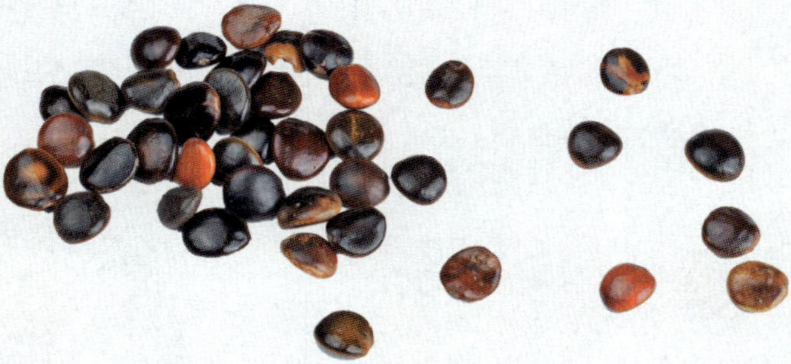

为鼠李科植物枳椇的干燥成熟种子。

性味

味甘，性平。

食养方法

炖汤、入菜。

解酒毒，止渴除烦，止呕，利大小便。

食养方

枳椇猪肺汤

除烦止渴、解酒安神。

辅助调理　酒醉、烦热、口渴、呕吐、大便不通等症。

配方

鲜枳椇子	30克	猪心	1具
猪肺	1具	红糖	30克

备注：精盐、料酒、酱油、胡椒粉适量。

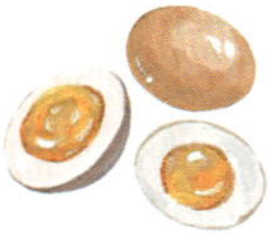

制作

将猪心和猪肺洗净，切成小块，连同枳椇子、红糖一起放入锅中，加清水1升左右，大火烧开后，倒入适量料酒、酱油、食盐和胡椒粉，转小火慢炖1小时后即可。

枳椇子蒸鸡肝

除烦止渴，健脾消疳。

辅助调理　水肿烦热、二便不利及小儿疳积等症。

配方

枳椇子粉	10克	鸡肝	5个
食盐	适量		

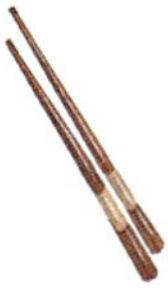

制作

先将鸡肝洗净，用刀切“十”字刀花，放入盘中，撒上枳椇子粉和适量食盐，拌匀，放到蒸锅隔水蒸20分钟即可食用。

枸杞子

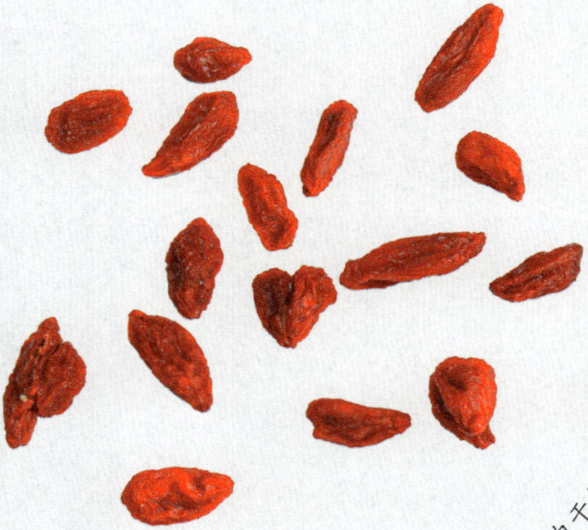

为茄科植物宁夏枸杞的干燥成熟果实。

滋补肝肾，益精明目。

性味

味甘，性平。

食养方法

煮粥、作为辅料等。

食养方

枸杞蒸鸡

养阴补肾，通窍聪耳。

辅助调理　脾肾亏损乏力、耳鸣健忘、咳嗽气喘，以及女子血虚、月经不调等症。

配方

枸杞子　15克　　母鸡　1只

备注：葱、生姜、清汤、盐、料酒、胡椒面等适量。

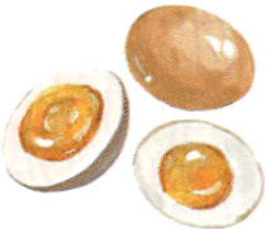

制作

将母鸡洗净、入锅，用沸水焯，捞出冲洗干净，沥干；将枸杞子塞入鸡腹，加入葱姜盐、清汤、料酒、胡椒面等，盖好盖子，隔水蒸2小时即可。

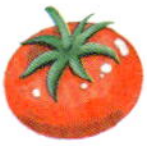

枸杞粥

滋补肝肾，益精明目。

辅助调理　肝肾不足引起的头晕目涩、耳鸣遗精、腰膝酸软等症。

配方

枸杞子　20克　　红枣　适量

大米　50克

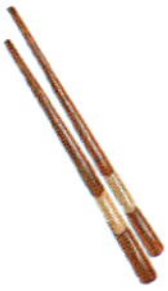

制作

枸杞子、大米分别洗净。锅内加水烧开，放入大米煮至黏稠。放入枸杞子和红枣，继续煮10分钟即可。

栀子

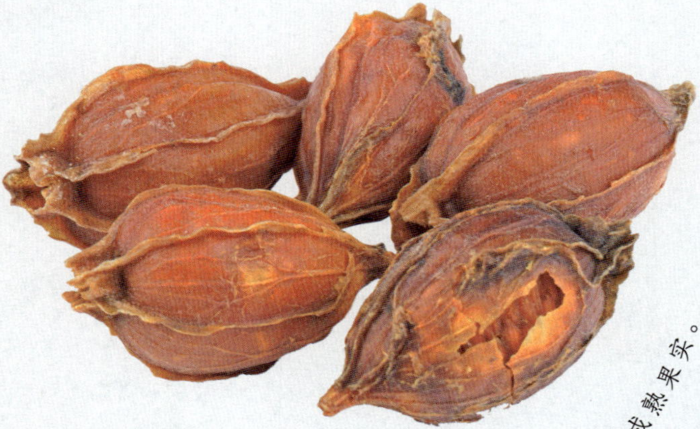

为茜草科植物栀子的干燥成熟果实。

性味

味苦，性寒。

食养方法

煮茶、煮粥。

泻火除烦，清热利湿，凉血解毒。外用消肿止痛。

食养方

栀子仁粥

清热降火，凉血解毒。

辅助调理　肝胆湿热所致黄疸、发热、小便短赤；热病烦闷不安，目赤肿痛，口渴咽干等症。

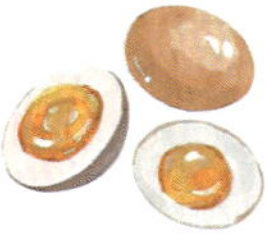

配方

栀子仁	3克	大米	50克
白糖	适量		

制作

将栀子仁择净，研为细末；取大米淘净，放入锅中，加清水适量煮粥，待熟时调入栀子仁、白糖等，煮至粥熟服食，每天1剂，连续食用3～5天。

栀子茶

清热解毒，降火除烦，凉血止血。

辅助调理　肝胆湿热所致黄疸及肝热所致高血压、头痛、头晕、心烦。

配方

栀子	30克	芽茶	30克

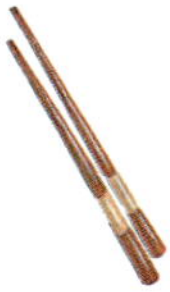

制作

将栀子洗净后，和芽茶一起放入锅中，加水800毫升，小火煎30分钟，去渣取汁饮用。

砂仁

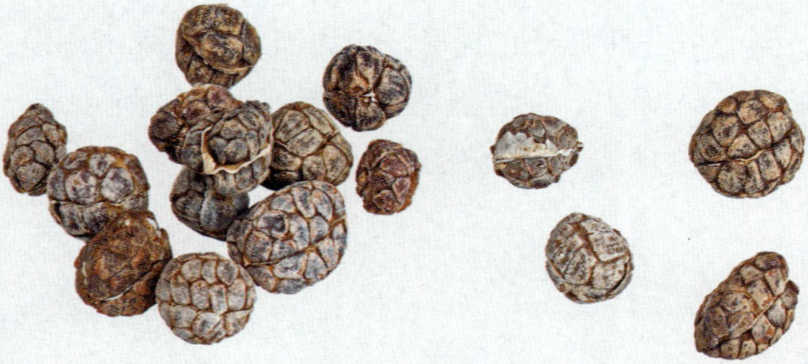

为姜科植物阳春砂、绿壳砂或海南砂的干燥成熟果实。

化湿开胃，

温脾止泻，

和胃醒脾，

理气安胎。

性味

味辛，性温。

食养方法

煮茶、煮汤。

食养方

砂仁鲫鱼汤

芳香化湿开胃。

辅助调理　湿困脾胃者，常见腹胀不适、恶心欲呕、食欲不佳、大便溏烂等症。

配　方

鲫鱼	1条	砂仁	5克
姜片	3片（2人份）		

制　作

将鲫鱼去内脏、洗净，下锅煎至双面发黄；砂仁洗净，敲碎备用；在煲内加适量清水和姜片，大火煮沸后放入鲫鱼，转小火煲半小时，再放入砂仁稍煮5～10分钟，加盐调味即可。

砂仁陈皮饮

健脾开胃，舒肝安神，行气通便。

辅助调理　情绪烦闷、失眠、食欲不振、便秘等症。

配　方

砂仁	5克	陈皮	5克
麦芽	20克		

制　作

将陈皮、麦芽洗净后放入锅中加适量水，大火煎煮30分钟，再将砂仁敲碎后一起加入锅中，再煮10分钟左右，趁热喝即可。

胖大海

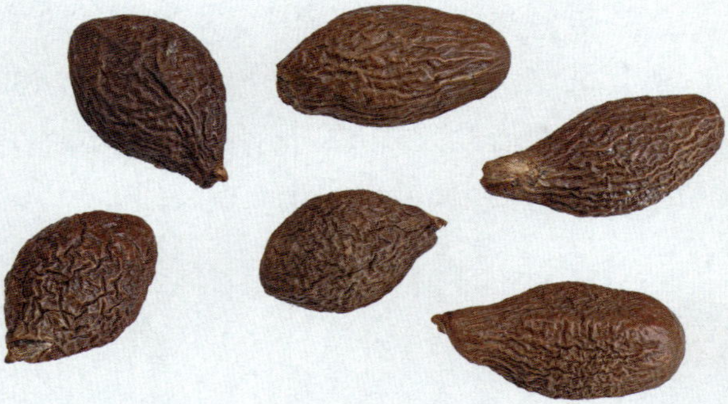

为梧桐科植物胖大海的干燥成熟种子。

性味

味甘，性寒。

食养方法

煮粥、冲泡。

清热润肺，

利咽开音，

润肠通便。

胖大海粥

清热润肺，利咽开音。

辅助调理　喉痛，干咳无痰，失音，急、慢性咽炎等症。

配　方

胖大海	10 克	粳米	50 克
冰糖	适量		

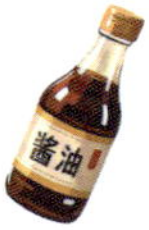

制　作

将胖大海煎煮，取汁去渣，粳米淘净煮粥，粥将熟时，放入上述药汁及冰糖，稍煮即成。每天 2～3 次，温服。

胖大海饮

清热利咽，养阴润肺。

辅助调理　慢性咽炎、咽喉不利等症。

配　方

胖大海	2 枚	蜂蜜或砂糖	适量

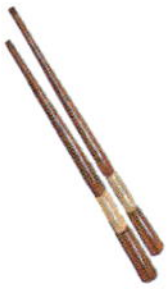

制　作

将胖大海择净，放入茶杯中，加入蜂蜜或砂糖，冲入沸水，加盖密封浸泡片刻即可饮服，每天 1 剂。

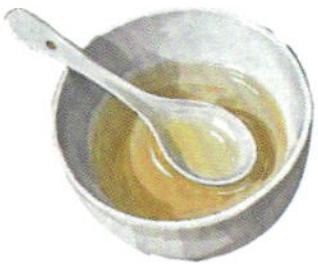

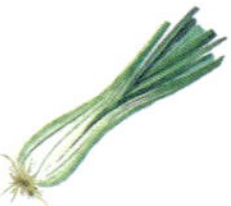

香橼

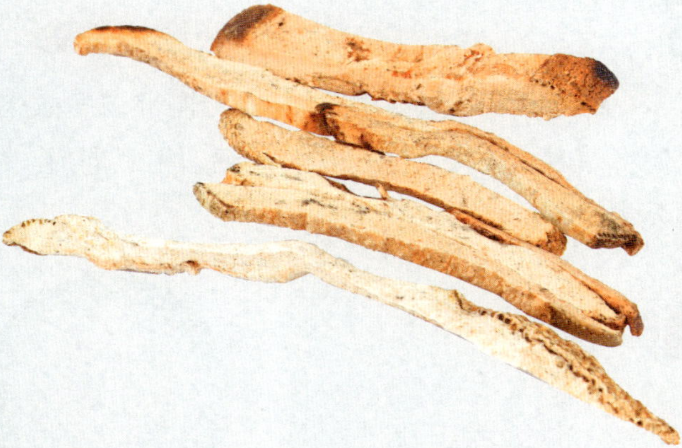

为芸香科植物枸橼或香圆的干燥成熟果实。

疏肝理气，宽中化痰。

性味

味辛、苦、酸，性温。

食养方法

冲泡、煮汤。

蒸香橼

理气宽中，解郁宁神。

辅助调理　咳嗽痰多、胸胁胀痛、脘腹胀痛、呕吐嗳气等症。

配方

新鲜香橼	1～2个
麦芽糖	适量

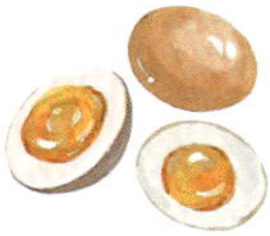

制作

食养方

将新鲜的香橼清洗干净后切碎，放在有盖的碗中，加入适量的麦芽糖，盖上盖子隔水蒸煮，以香橼软烂为度，调匀即可。早晚各服一匙，直接食用或泡水饮用。

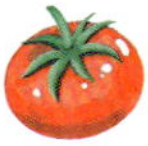

佛手香橼汤

疏肝解郁，理气化痰。

辅助调理　肝郁气滞、肝胃不和、痰饮咳嗽等症。

配方

佛手	6克	香橼	6克

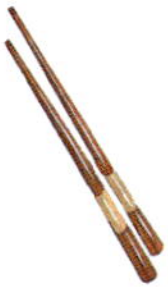

制作

将佛手和香橼洗净后，切片，一起放入锅内加水煎，去渣取汁，加白糖调匀后即可饮用。

桃仁

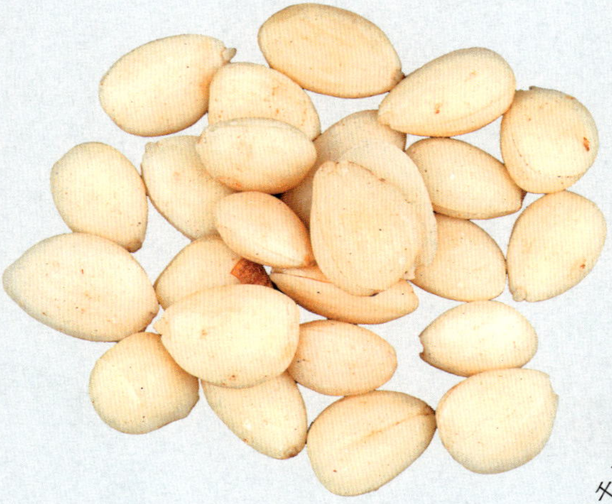

为蔷薇科植物桃或山桃的干燥成熟种子。

活血祛瘀，润肠通便，止咳平喘。

性味

味苦、甘，性平。

食养方法

炖汤、煮粥等。

桃仁黑豆汤

补肾滋阴，补气活血。

辅助调理　大便干燥、出血性疾病，以及女性经期失调，月经过多、血崩等症。

配方

桃仁	10克	黑豆	50克
红糖	30克		

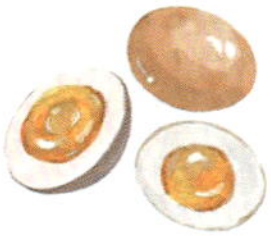

制作

食养方

将黑豆在热锅中，用慢火炒至豆衣裂开，用清水冲洗干净。再将黑豆与洗净的桃仁一起放入砂煲内，加入适量清水，先小火煮沸，再用慢火继续煲至豆烂，加入红糖搅匀即可。

桃仁粥

滋阴润燥，润肠通便。

辅助调理　肠燥便秘、肺痈、肠痈、咳嗽气喘等症。

配方

桃仁	20克	糙米	100克

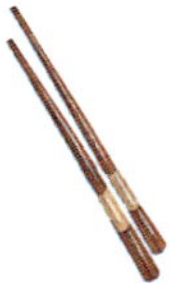

制作

将桃仁给捣碎，然后加入糙米，一起烹煮，熬成粥，加入少许白糖调味，随早餐食用。

桑椹

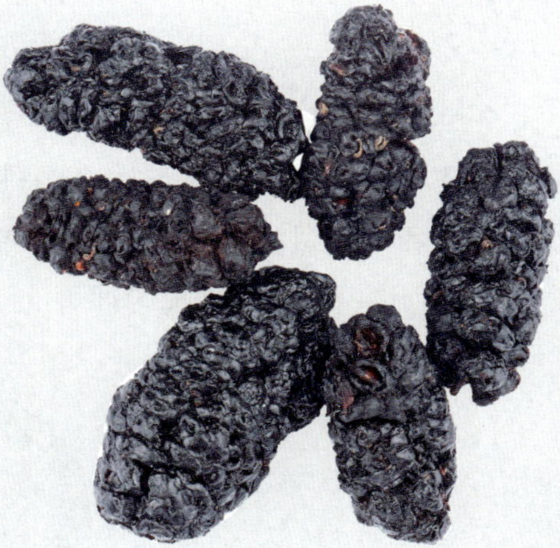

为桑科植物桑树的干燥果穗。

滋阴补血，

生津润燥。

性味

味甘、酸，性寒。

食养方法

鲜食、泡茶。

桑椹枸杞茶

生津润燥，滋肾补肝，滋阴补血。

辅助调理　便秘、口干舌燥、口苦、脾虚食少、贫血等症。

配方

新鲜桑椹　60克（或干桑葚15克）

枸杞子　10克　红枣　5颗（去核）

清水　适量

制作

食养方

将桑椹、枸杞子洗净，红枣去核切片，一同放入壶或锅中，加入适量清水。大火烧开后转小火熬煮20分钟，待汤色变深且香味四溢时即可关火。去渣，趁热或转凉饮用。

桑椹汁

滋阴补血，生津润肠。

辅助调理　肝肾不足、精血亏虚、头晕目暗、耳鸣失眠、须发早白等症。

配方

新鲜桑椹　100克

制作

将新鲜桑椹去除杂质或坏果，清水洗净、绞汁，用温开水冲服，代茶饮。或水煎服。

桔红

（橘红）

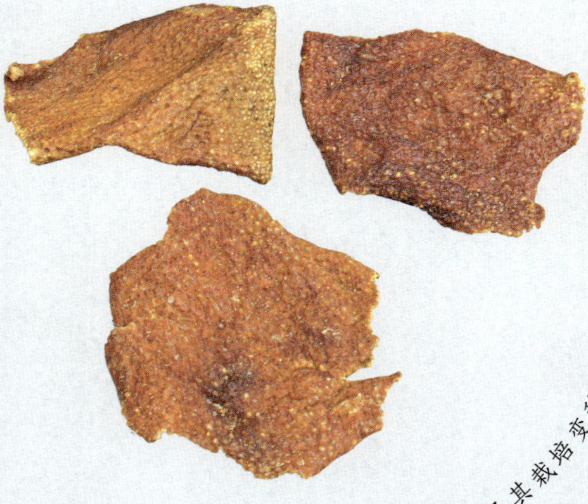

为芸香科植物橘及其栽培变种的干燥外层果皮。

理气宽中，燥湿化痰。

性味

味辛、苦，性温。

食养方法

点心、煮茶。

桔红糕

理气消食，化痰止咳。

辅助调理　食欲不振、消化不良、咳嗽痰多等症。

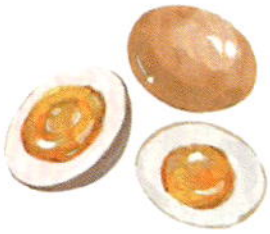

配方

桔红粉	10 克	白糖	200 克
米粉	500 克		

制作

食养方

桔红粉与白糖拌匀作馅。将米粉润湿，上笼蒸 15 分钟，取出冷却后，摊平到洁净布上，分成两块，先按好一块，铺入糖，铺匀，再压扁一块，放到上面，即两层皮，中间夹一层糖馅。压实，切成小块，早晚餐食用。

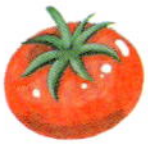

橘红生姜蜂蜜水

理气宽中，止咳化痰，美肌亮肤。

辅助调理　风寒感冒，以及咳嗽有痰、哮喘、支气管炎、咽炎等症。

配方

橘红	60 克	生姜	30 克
蜂蜜	250 克		

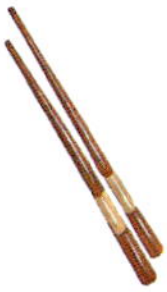

制作

生姜加水煎煮 15 分钟后取出，然后加橘红和水煎煮，共煎液 3 次。把取出的煎液合并以小火煎熬，浓缩成稠黏状态时加入蜂蜜，煮沸即可。自然冷却后，装瓶备用。每天服 3 次，每次三汤匙。

益智仁

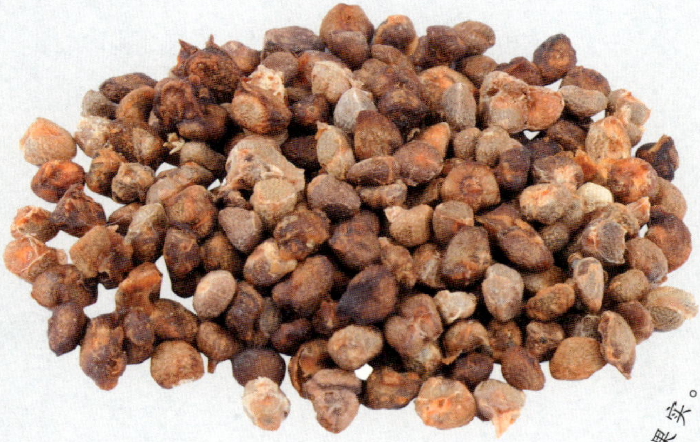

为姜科植物益智的干燥成熟果实。

暖肾固精缩尿，温脾止泻摄涎。

性味

味辛，性温。

食养方法

煮粥、炖汤等。

益智仁粥

温脾止泻，补肾固精，缩小便。

辅助调理　肾虚、尿频、脾胃虚寒、腹中冷痛或涎唾量多不止等症。

配　方

粳米	60克	益智仁	5克
盐	1克		

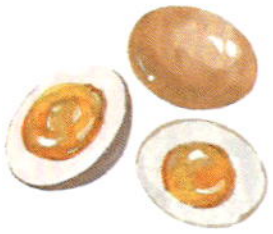

制　作

食养方

益智仁研末备用。将粳米淘洗干净，放入砂锅内，加入适量清水，大火煮沸后，转小火熬成稀粥。调入益智仁末和少量盐，稍煮片刻，待粥稠则停火。

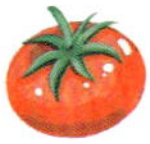

益智仁猪肚汤

温脾暖肾，益气养胃。

辅助调理　虚劳瘦弱、中气不足、气虚下陷及小儿遗尿等症。

配　方

益智仁	10克	猪肚	1个

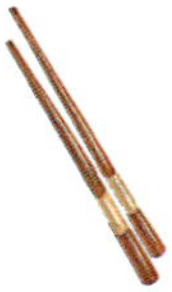

制　作

将猪肚洗净，切开，把益智仁放入肚内，加入适量清水，煮沸后改用小火，炖至猪肚熟烂，加适量盐调味，即可连汤带猪肚一起食用。

莱菔子

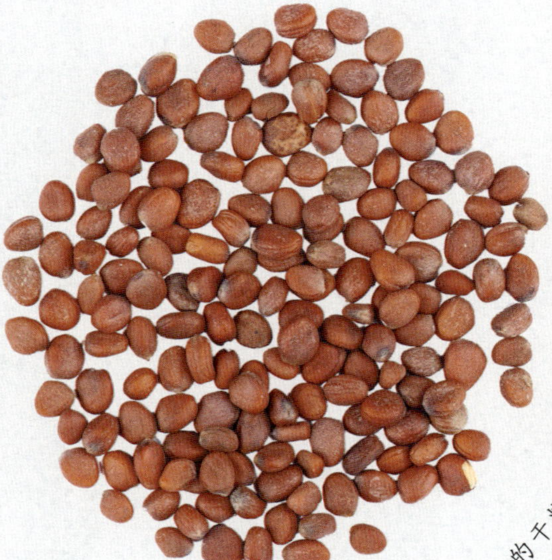

为十字花科植物萝卜的干燥成熟种子。

消食除胀，

降气化痰。

性味

味辛、甘，性平。

食养方法

煮粥、煮水。

三子养亲汤

温肺化痰，降气消食，温中止咳。

辅助调理　顽固性咳嗽、慢性支气管炎、支气管哮喘、肺心病等症。

配　方

紫苏籽	60 克	白芥子	60 克
莱菔子	60 克	冰糖	500 克

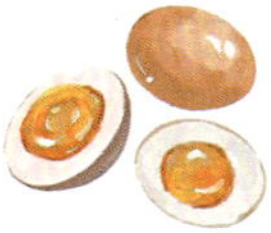

制　作

食养方

紫苏籽、白芥子、莱菔子洗净后，用干净的白纱布包好、扎牢，再打碎后倒入锅中，加冷水 1 碗，小火煎 10 分钟，约剩半碗药液时滤出，再加水大半碗，煎至半碗药液时，弃渣取汁；冰糖加水适量调匀，倒入药汁，大火隔水蒸 2 小时，装瓶备用。饭后服，每天 2 次，每次半匙。

莱菔子粥

消食导滞，下气定喘，祛脂减肥。

辅助调理　食积痰嗽者，症见咳嗽痰多、气逆喘满、脘腹胀满、舌苔厚腻等症。

配　方

莱菔子	10～15 克	粳米	50 克

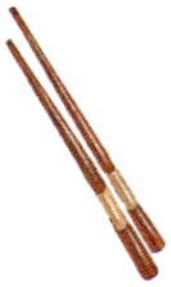

制　作

先将莱菔子炒有香气后，研为细末；再将粳米放锅中加水，煮熟后，下莱菔子粉，共煮几沸即成。

莲子

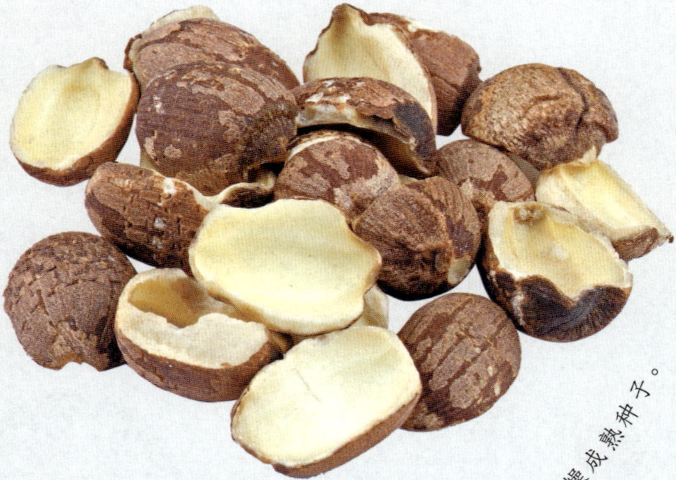

为睡莲科植物莲的干燥成熟种子。

补脾止泻，止带，益肾涩精，养心安神。

性味

味甘、涩，性平。

食养方法

煮粥、炖汤。

雪梨银耳红枣莲子汤

润肺止咳，养心安神。

辅助调理　肺虚咳嗽、咳痰、心烦不宁、失眠多梦等症。

配　方

莲子	20克	雪梨	1个
银耳	30克	红枣	5枚

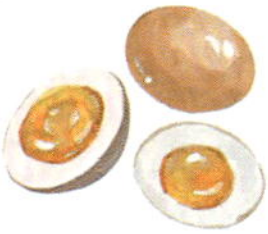

制　作

雪梨去皮切成块，银耳、莲子和红枣泡发洗净，放入锅中，加适量冰糖和足量清水（水量是所有食材的2～3倍），大火炖开，转小火炖1小时即可。

糯米莲子粥

生津润燥，安神养血。

辅助调理　体倦无力、血虚萎黄、食少便溏、夜寐多梦等症。

配　方

糯米	250克	大枣	10枚
莲子	30克	桂圆肉	15克

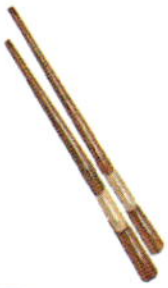

制　作

将淘洗干净的糯米、大枣、莲子一同入锅加水适量，先用大火烧开，再转用小火煮熟，待煮至浓稠时加入桂圆肉和适量冰糖，再稍煮即可食用。

备注：对于脾胃虚弱、消化不良以及“三高”人群，可选用南瓜莲子羹（南瓜150克、去心莲子20克，加水共煮）。

淡豆豉

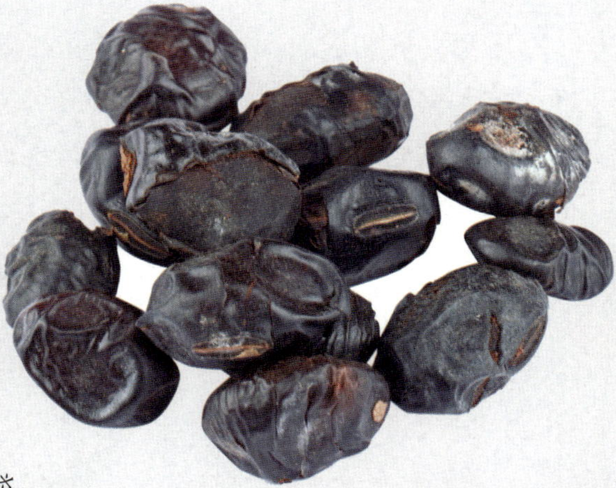

为豆科植物大豆的干燥成熟种子（黑豆）的发酵加工品。

解表除烦，宣发郁热。

性味

味苦、辛，性凉。

食养方法

入菜、作为辅料。

葱豉豆腐汤

发散风寒，芳香通窍。

辅助调理　头痛、鼻塞、流清鼻涕、打喷嚏、咽喉痒痛、咳嗽等症。

配　方

方豆腐	4 块	淡豆豉	20 克
葱白	2 根	清水	适量

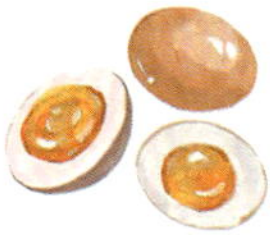

制　作

食养方

把豆腐略煎，然后放入淡豆豉加清水适量，大火煮沸后，转小火煮约半小时。放入葱白，调味后即可饮用。注：趁热喝，发汗后应注意避风。

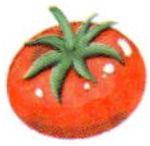

豆豉鱼

清热解毒，利湿消肿。

辅助调理　风寒感冒、恶寒发热、寒热头痛等症。

配　方

淡豆豉	30 克	鲫鱼	200 克
白糖	30 克		

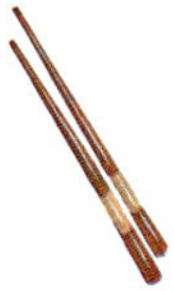

制　作

将鲫鱼洗净，放入蒸盘内，在鲫鱼上洒上淡豆豉、料酒、白糖，置大火上蒸 20 分钟即成，每天 2 次，每次 100 克。

黄芥子

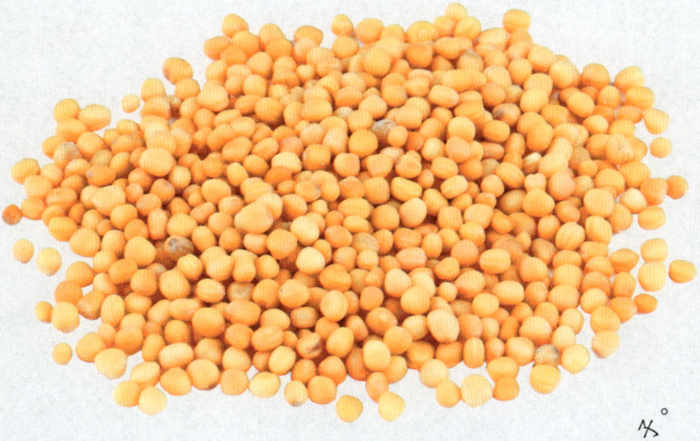

为十字花科植物芥的干燥成熟果实。又名芥菜子、青菜子。

温肺豁痰利气，散结通络止痛。

性味

味辛，性温。

食养方法

煮粥、炖汤。

黄芥子甲鱼汤

补益身体，软坚散结。

辅助调理　各种癌症患者虚弱症状及放化疗所致不适等症。

配方

黄芥子	12 克	紫苏籽	12 克
莱菔子	15 克	鲜海带	50 克
活甲鱼	350 克		

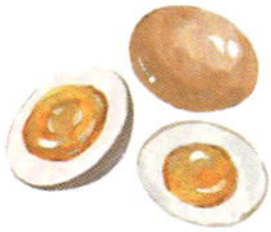

备注：清水汤适量，黄酒、葱、姜、蒜、胡椒、食盐各少许。

食养方

制作

将紫苏籽、莱菔子、黄芥子装入纱袋中。将甲鱼肉切成小块放入砂锅中，加入葱、姜、蒜、胡椒、黄酒、食盐和药袋，按比例加入鸡汤和水，用大火煮沸 5 分钟后改小火，煲至甲鱼、海带熟烂为止。食肉汤。

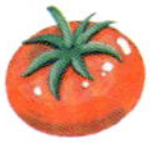

黄芥子粥

清肺祛痰，消肿散结。

辅助调理　胸闷咳喘、肢体关节疼痛、麻木等症。

配方

黄芥子	10 克	粳米	100 克

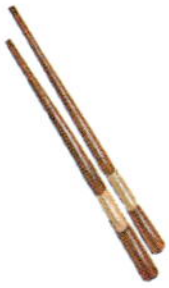

制作

将黄芥子放入锅中，加清水适量，浸泡 5～10 分钟后水煎取汁，加入粳米煮粥至熟即可。每天 1 剂，连续 2～3 天。

紫苏籽

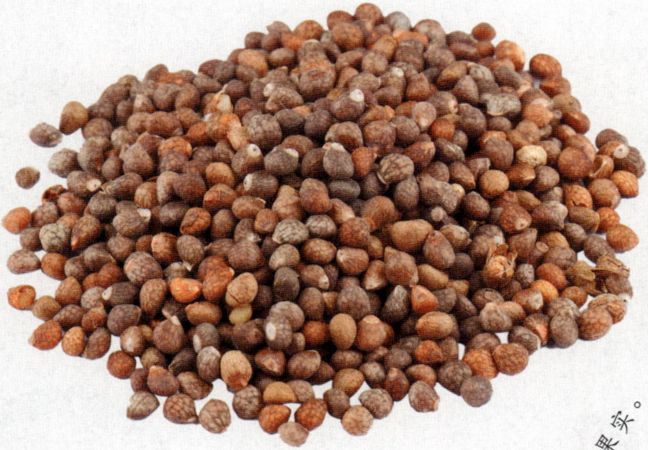

为唇形科植物紫苏的成熟果实。

降气化痰，止咳平喘，润肠通便。

性味

味辛，性温。

食养方法

冲泡、炖汤。

紫苏籽汤圆

宽中开胃，理气利肺。

辅助调理　咳喘痰多、胸膈满闷、食欲不佳、消化不良、便秘等病症。脾胃虚弱泄泻者忌食用。

配　方

紫苏籽　200克　糯米粉　1000克

白糖、猪油　适量

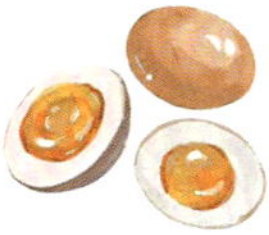

制　作

食养方

将紫苏籽洗净、沥干、炒熟，晾凉研碎后，加入猪油、白糖拌匀成馅。将糯米粉用沸水和匀，揉成大小均匀的粉团，包入馅即成生汤圆，入沸水锅煮熟，出锅即成。

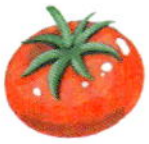

三籽润便茶

消食化痰，润肠通便。

辅助调理　气滞型大便秘结、心胸烦热、高血压等症。

配　方

紫苏籽　15克　萝卜籽（即莱菔子）　20克

牵牛籽　10克

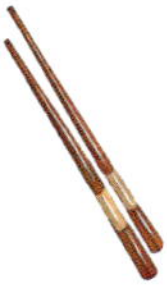

制　作

将紫苏籽、萝卜籽、牵牛籽同放入有盖杯中，用沸水冲泡，加盖，焖15分钟即可开始饮用。代茶，频频饮用，一般可冲泡3～5次。

黑芝麻

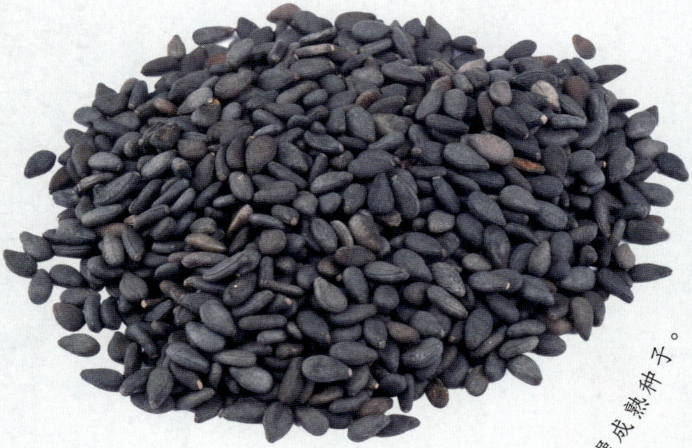

为脂麻科植物脂麻的干燥成熟种子。

性味

味甘，性平。

食养方法

煮粥、制膏。

补肝肾，益精血，润肠燥。

黑芝麻桃仁粥

补肾养血，驻颜乌发。

辅助调理　精血亏虚、头晕眼花、耳鸣耳聋、须发早白、肠燥便秘等症。

配　方

黑芝麻	10 克	核桃仁	8 克
粳米	100 克	冰糖	10 克
冷水	1 000 毫升		

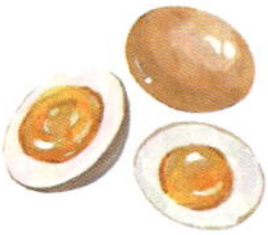

制　作

将黑芝麻用小火炒香；核桃仁去杂质，洗净、拍碎；粳米洗净，冷水浸泡 30 分钟。锅中加入冷水，将粳米放入，大火煮沸，转小火熬煮至八成熟时，放入黑芝麻、核桃仁、冰糖，搅拌均匀，继续煮至粥成，即可食用。

三黑膏

滋补肝肾，和脉降压。

辅助调理　肝肾阴虚、白发早衰、脱发、贫血、便秘等症。

配　方

炒黑芝麻末	500 克	炒核桃仁末	250 克
桑椹末	250 克	蜂蜜	适量

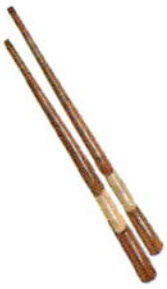

制　作

把炒黑芝麻末、炒核桃仁末、桑椹末拌匀，密封贮存备用。每次取 30～50 克（每天 2 次）用开水调成糊状，加蜂蜜调味食用。

黑胡椒

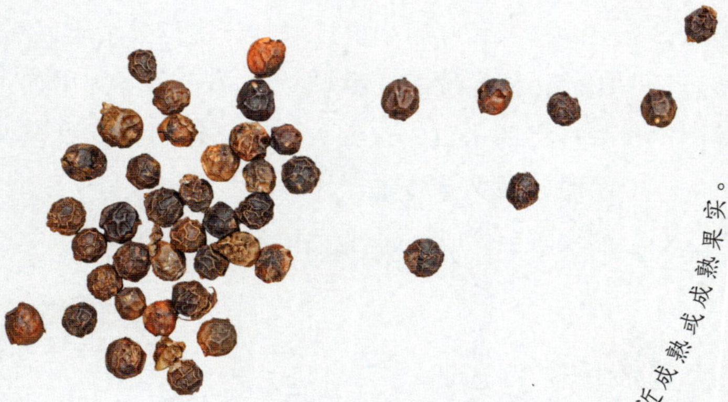

为胡椒科植物胡椒的干燥近成熟或成熟果实。

温中散寒，下气消痰。

性味

味辛，性热。

食养方法

入菜。

黑椒牛肉粒

双补气血，强健筋骨。

辅助调理　气短体虚、贫血久病、筋骨酸软及面黄目眩等症。

配　方

牛后腿肉　　350克　　青椒粒　　50克

备注：黑胡椒粉、精盐、味精、酱油、白糖、小苏打、淀粉、鸡蛋、酱油、鲜汤各适量。

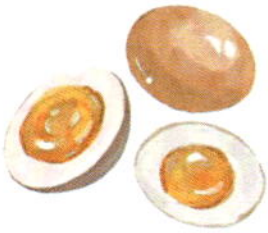

制　作

将牛后腿肉去筋，切成粒状。碗内放入鸡蛋、小苏打、白糖、精盐、酱油、淀粉拌匀。热锅放油，烧至五成热，加入牛肉粒滑炒至熟，倒入漏勺内，原锅内加入青椒粒、黑胡椒粉略炒片刻。再加入牛肉粒、鲜汤，调料调味后，用湿淀粉勾芡，翻炒几下起锅装盆。

黑椒豆腐

益气和中，温阳散寒。

辅助调理　脾胃阳虚、脘腹冷痛等症。

配　方

豆腐	1块	面粉	100克
淀粉	30克	发粉	10克

备注：葱花、红辣椒粒、黑胡椒粉、精盐、白糖、五香粉、植物油各适量。

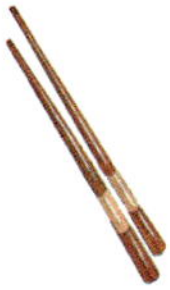

制　作

将面粉、淀粉、发粉加水调成脆浆，然后放入黑胡椒粉、葱花和红椒粒及适量植物油，搅匀。将豆腐切成小三角形，用五香粉、精盐、糖腌一会儿。炒锅上火，放油烧热，将豆腐黏匀脆浆，放入油锅炸脆即成。

榧子

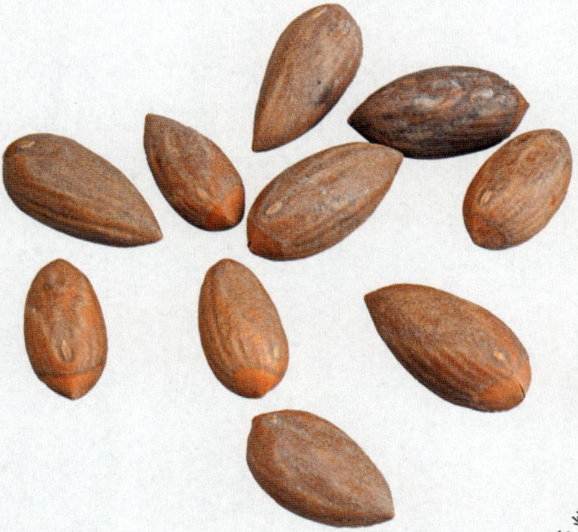

为红豆杉科植物榧的干燥成熟种子。

性味

味甘，性平。

食养方法

煮粥。

杀虫消积，润肺止咳，润燥通便。

榧子紫米粥

润肺通便，补中益气。

辅助调理　多种便秘、痔疮、消化不良、食积、咳痰等症。

配方

榧子	30克	紫米	100克
糯米	50克	白糖	适量

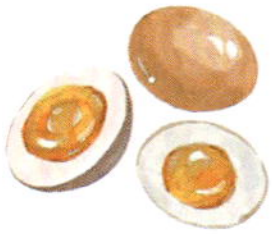

制作

将榧子洗净、沥干，放入锅中，加适量清水，用小火煮20分钟，去渣取液备用。将紫米和糯米分别淘洗干净后，放入锅内加前述榧子药汁和适量清水，大火煮开后转小火熬成粥，待黏稠后可加白糖调味。

食养方

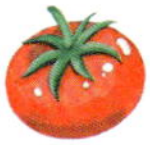

榧子素羹

健脾益气，养胃补虚。

辅助调理　脾胃虚弱、食欲不振、食后脘腹胀满、倦怠乏力、大便溏泄等症。

配方

香榧	50克	粳米	100克

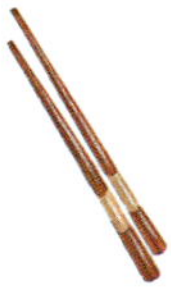

制作

将香榧去掉黑色的外皮，取香榧仁，与洗净的粳米一起入锅，加入适量清水，把榧仁和大米一起放进去并用大火煮沸5分钟后，转小火熬制成羹。

酸枣仁

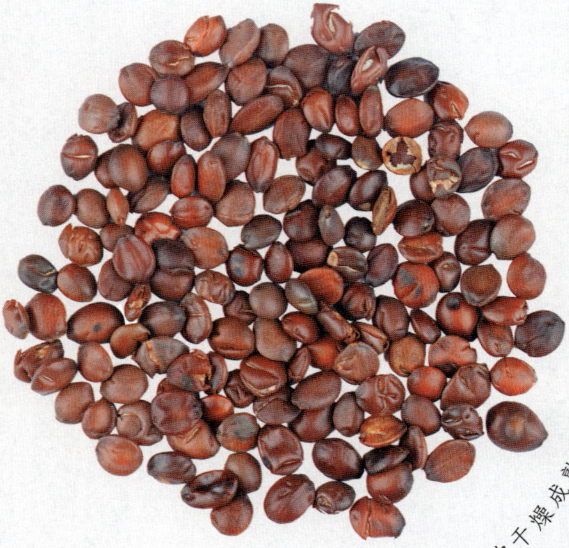

为鼠李科植物酸枣的干燥成熟种子。

养心补肝，宁心安神，敛汗生津。

性味

味甘、酸，性平。

食养方法

煮粥、炖汤。

食养方

酸枣仁芡实粥

养肝宁心，安神敛汗。

辅助调理　心悸、失眠多梦、心烦气虚等症。

配方

酸枣仁	10克	芡实米	12克
龙眼肉	10克	白糖	适量

制作

将酸枣仁炒熟、捣碎，用纱布袋装好。开火上锅，放入芡实，加适量水，中火熬煮30分钟后，加入龙眼肉、炒酸枣仁，继续煮30分钟，取出炒酸枣仁，加入适量白糖调味，滤出汁液即可。吃龙眼肉和芡实，喝汤。

芹菜酸枣仁汤

镇静、宁心、安神。

辅助调理　神经衰弱、失眠等症。

配方

芹菜	150克	酸枣仁	10克
食盐	适量		

制作

鲜芹菜、酸枣仁洗净，加水适量，煮汤，去渣饮用。可依个人口味加盐调味。

橘皮

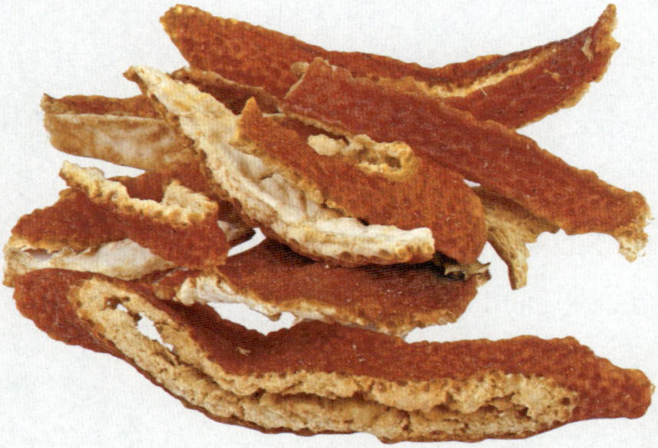

为芸香科植物橘及其栽培变种的干燥成熟果皮。

理气健脾，燥湿化痰。

性味

味苦、辛，性温。

食养方法

煮水、制酱。

食养方

橘皮酱

生津润燥，化痰清肺。

辅助调理　脾胃气滞，脘腹胀满、呕吐，或湿浊中阻所致胸闷、纳呆、便溏等症。

配方

橘皮	250 克	白糖	适量
果胶或琼脂	适量		

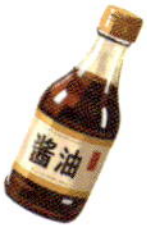

制作

将橘皮洗净切碎，依口味加入白糖，放入锅内煮烂，再用筷子搅拌成糊状。有条件再加入少量果胶或琼脂，冷却后即为橘皮酱。可佐食面包、馒头等。

橘皮茶

行气宽胸，开胃健脾。

辅助调理　脾胃不和、消化不良、咳嗽痰多等症。

配方

橘皮	5～10 克	蜂蜜	适量

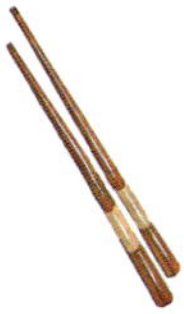

制作

将橘皮洗净，切成细条，晒干保存。用时取5～10克，开水冲泡即可饮。鲜橘皮亦可洗净后，用开水冲泡饮用。可依个人口味加蜂蜜调味。

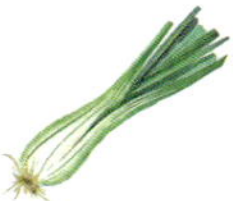

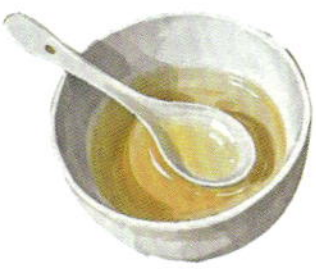

薏苡仁

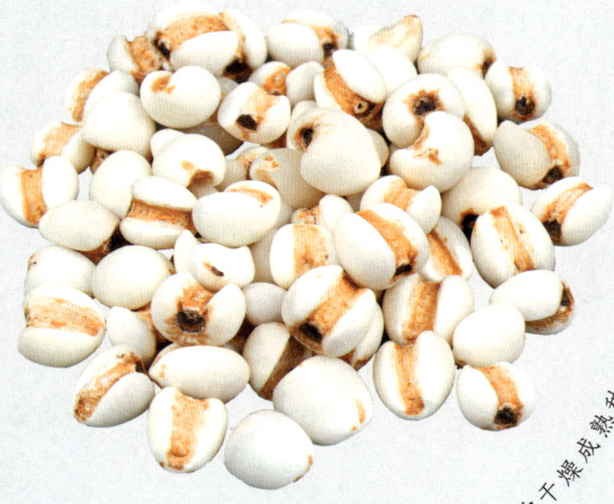

为禾本科植物薏米的干燥成熟种仁。

利水渗湿，健脾止泻，除痹排脓，解毒散结。

性味

味甘、淡，性凉。

食养方法

煮茶饮。

薏苡仁茅根玉米须饮

利胆退黄，清热利尿。

辅助调理　水肿、尿少等症。

配方

薏苡仁	50克	白茅根	30克
玉米须	30克	白糖	适量

制作

将白茅根洗净，切段；玉米须择净；薏苡仁去杂质，洗净，放入锅内，掺入清水，用中火煮至熟烂，加入白茅根、玉米须煎20分钟，去渣取汁，调入白糖即可。

祛湿粥

健脾补肾，利湿消肿，去脂减肥。

辅助调理　暑热所致小便不利、胃滞不适、腹胀脘闷等症。

配方

薏苡仁	30克	芡实	30克
赤小豆	30克	白扁豆	30克
大米	60克	白砂糖	适量

制作

将薏苡仁、芡实、赤小豆、白扁豆和大米5味洗净、入锅，加适量水大火煮开后，转小火煮成粥，加白砂糖调味即可。每天2次，可常用。

覆盆子

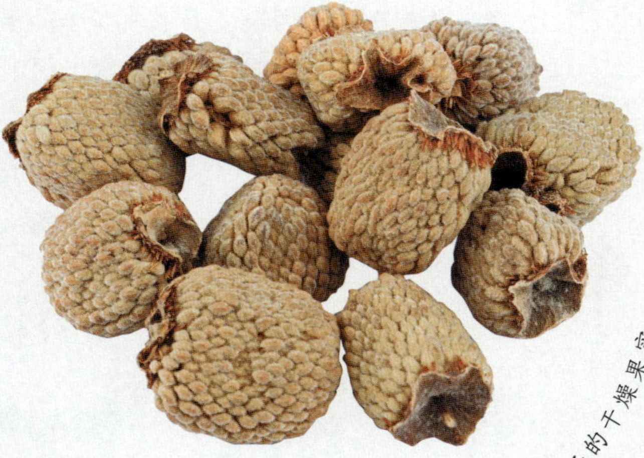

为蔷薇科植物华东覆盆子的干燥果实。

益肾固精缩尿，养肝明目。

性味

味甘、酸，性温。

食养方法

煮茶、煮汤。

白果覆盆子猪肚汤

止带缩尿，益脾健胃，止咳平喘。

辅助调理　夜尿多、遗尿、咳嗽、厌食、消化不良等症。

配方

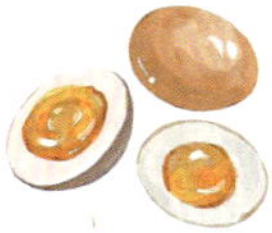

覆盆子　10 克　　白果　5 枚

猪肚　150 克

备注：料酒、盐、姜片、葱段各适量。

制作

食养方

将白果炒熟，去壳；猪肚用面粉揉搓，洗净，切成小块；覆盆子去杂质，洗净。将前三者放入锅内，加水 1 000 毫升，下入料酒、姜片、葱段，大火煮沸后转小火炖 1.5 小时，加盐调味即可。

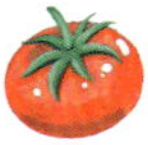

覆盆子桑椹茶

滋阴益肾，补肝明目。

辅助调理　缓解热病津伤口渴、阴虚内热消渴、肠燥便秘及目暗昏花等症。

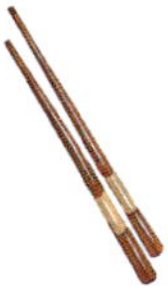

配方

覆盆子　15 克　　桑椹　15 克

制作

覆盆子、桑椹等份洗净，放入壶中，加水 600 毫升，大火煮开后转小火煎 20 分钟，取汁饮。

草果

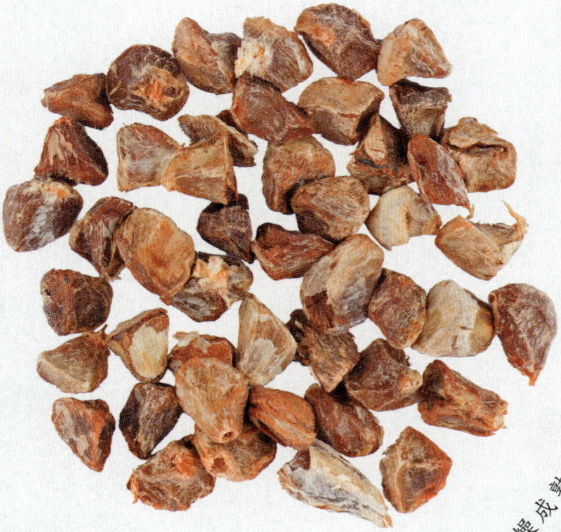

为姜科植物草果的干燥成熟果实。

燥湿温中，截疟除痰。

性味

味辛，性温。

食养方法

炖汤、煮粥。

草果炖排骨

温中散寒，健脾养胃，祛风止痛。

辅助调理　脾虚湿重，骨节疼痛，食少便溏等症。

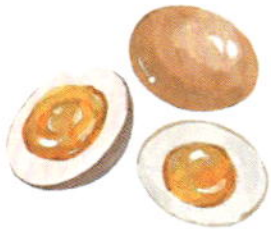

配方

草果	9克	薏苡仁	50克
猪小排	1 000克		

备注：料酒、食盐、白糖、花椒、味精各适量。

制作

食养方

将草果仁和薏苡仁炒黄，打渣，用纱布袋装成药袋；花椒用纱布袋装好；猪小排洗净，剁成小段，焯水备用。锅内加适量水，投入药袋、花椒袋和排骨，小火炖至肉熟烂，捞出排骨、药袋和花椒袋，原汤加入精盐、白糖、味精，小火熬至汁浓，加入料酒、熟排骨，翻炒片刻即成。

草果猪肾粥

温肾除湿，散寒止痛。

辅助调理　寒湿痹阻所致腰痛等症。

配方

草果	3克	猪肾	1对
粳米	30克		

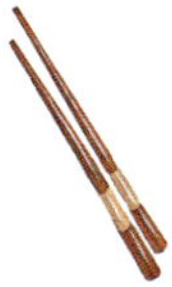

制作

将猪肾去筋膜，洗净、切片，与草果同煎取汁，再加粳米，煮为稀粥，服食。

荜茇

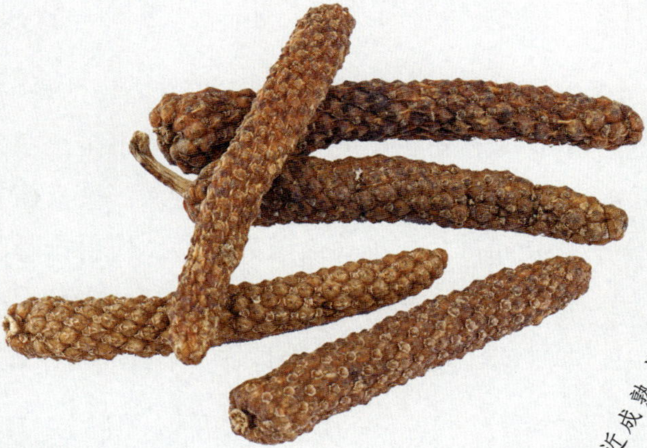

为胡椒科植物荜茇的干燥近成熟或成熟果穗。

温中散寒，下气止痛。

性味

味辛，性热。

食养方法

煮粥、炖汤。

砂仁荜茇鲫鱼汤

健脾燥湿，行气利水。

辅助调理　脾虚湿盛所致腹泻等症。

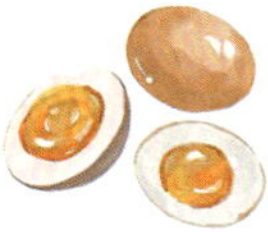

配方

鲫鱼	1条（500克）	荜茇	3克
胡椒	3克	砂仁	6克
小茴香	6克	橘皮	6克

备注：辣椒、葱段、姜片、蒜片、食盐各适量。

制作

鲫鱼净膛、去鳃鳞，洗净；荜茇、胡椒研末，并适量砂仁、小茴香、橘皮、辣椒、葱段、姜片、蒜片等，以食盐拌匀，塞入鱼肚，放入热油锅煎至鱼两面发黄，加入适量温水，大火烧开后，转中火炖至鱼熟汤白即可。

食养方

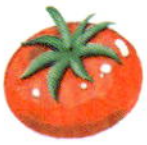

荜茇粥

温脾胃，通心阳，调气止痛。

辅助调理　胸闷心痛、脘腹冷痛、食少腹胀、呕吐清水、寒凝痛经等症。

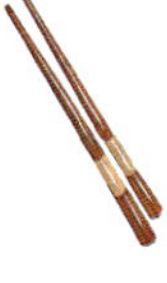

配方

荜茇	5克	白胡椒粉	1克
肉桂皮	3克	糯米	60克

制作

将糯米加入适量水，煮成粥，备用。将荜茇、白胡椒粉、肉桂皮三者研为末，同煮至熟，去渣，加入糯米粥，拌匀即可。

山茱萸

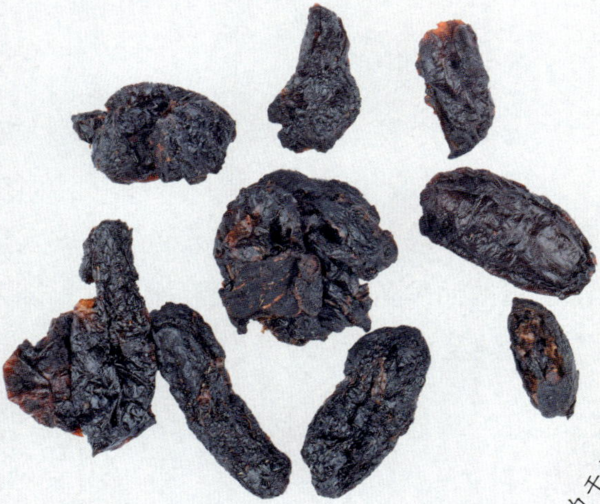

为山茱萸科植物山茱萸的干燥成熟果肉。

补益肝肾，收涩固脱。

性味

味酸、涩，性微温。

食养方法

煮粥、炖汤等。

石斛山萸猪腱汤

养胃生津，益气提神，养肝明目。

辅助调理　气血皆虚、精神不振等症。

配　方

猪腱	500克	石斛	20克
山茱萸	15克	怀山药	20克
枸杞子	15克	水	4碗
盐	1茶匙		

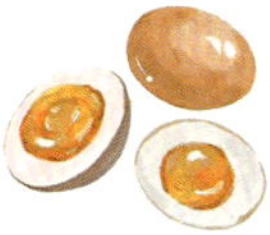

制　作

食养方

石斛浸洗，切碎备用。将猪腱洗净、焯水后放入煲内，加入石斛及洗净的山茱萸、怀山药、枸杞子，再加入适量水，大火煲滚，转小火煲3小时，加盐调味即可。

山茱萸粥

补益肝肾，涩精止遗，敛汗固脱。

辅助调理　肝肾不足、头晕目眩、耳鸣腰酸、虚汗不止、肾虚带下等症。

配　方

山茱萸	15克	粳米	60克
白糖	适量		

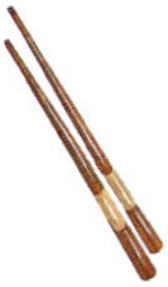

制　作

将山茱萸洗净去核，与粳米同入砂锅，大火煮开，转小火熬，待粥将成时，加入白糖稍煮即成。

化橘红

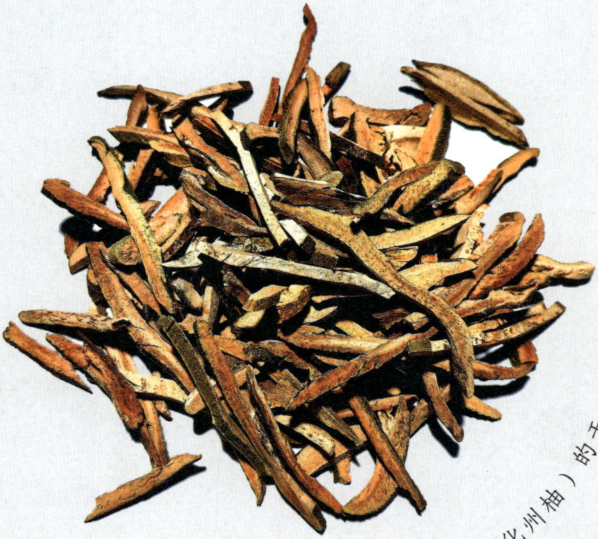

为芸香科植物柚（化州柚）的干燥外层果皮。

性味

味辛、苦，性温。

食养方法

炖品、炖汤。

理气宽中，燥湿化痰，消食。

化橘红炖鸡汤

理气宽中，止咳化痰。

辅助调理　胃口不好、气促痰多、胸闷不适等症。

配　方

化橘红　3～6克　　鸡　1只

备注：生姜、大葱、油菜、味精、白胡椒粉、盐等适量。

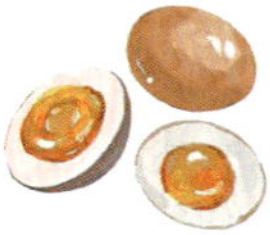

制　作

食养方

姜切片、葱切段、油菜焯热水备用。将鸡肉洗净、切块，焯水后，再在锅内加适量水，放入化橘红、生姜片、葱段，大火煮沸后，转小火继续炖1.5小时左右至鸡肉熟烂，再加味精、白胡椒粉、食盐调味即可。

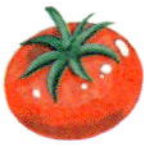

化橘红炖雪梨

燥湿化痰，理气健脾。

辅助调理　痰多咳嗽、食欲不振、恶心呕吐、口干口渴等症。可作季节交替易患寒性感冒、咳嗽人群及日常养肺调理。

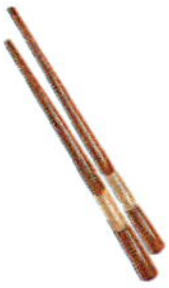

配　方

化橘红　3片　　雪梨　1只

冰糖　适量

制　作

雪梨洗净去核、切块，放入碗中；加入洗净的化橘红片和适量冰糖，隔水蒸，大火煮沸后，转中火再蒸20分钟即可。

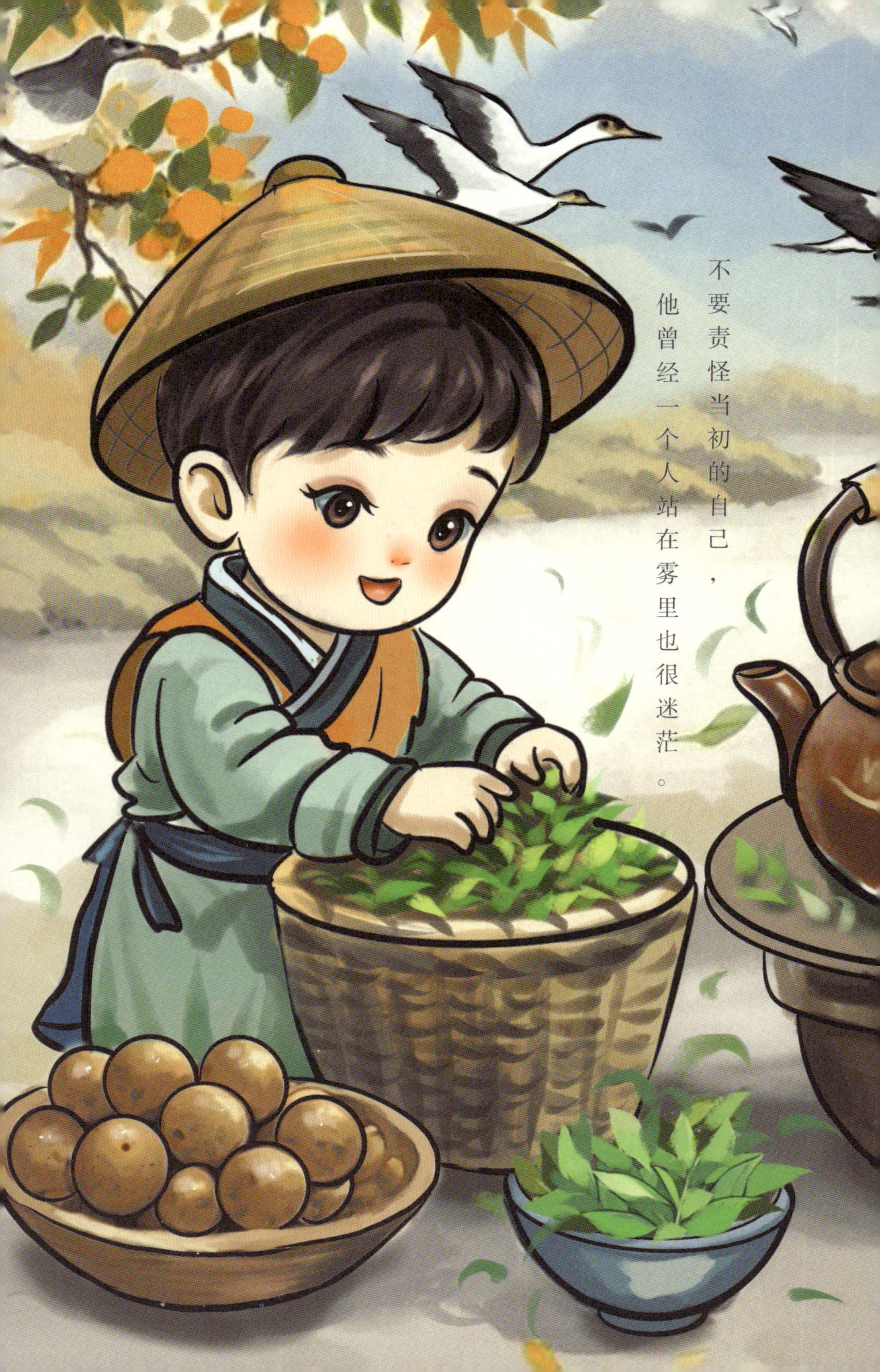

不要责怪当初的自己，
他曾经一个人站在雾里也很迷茫。

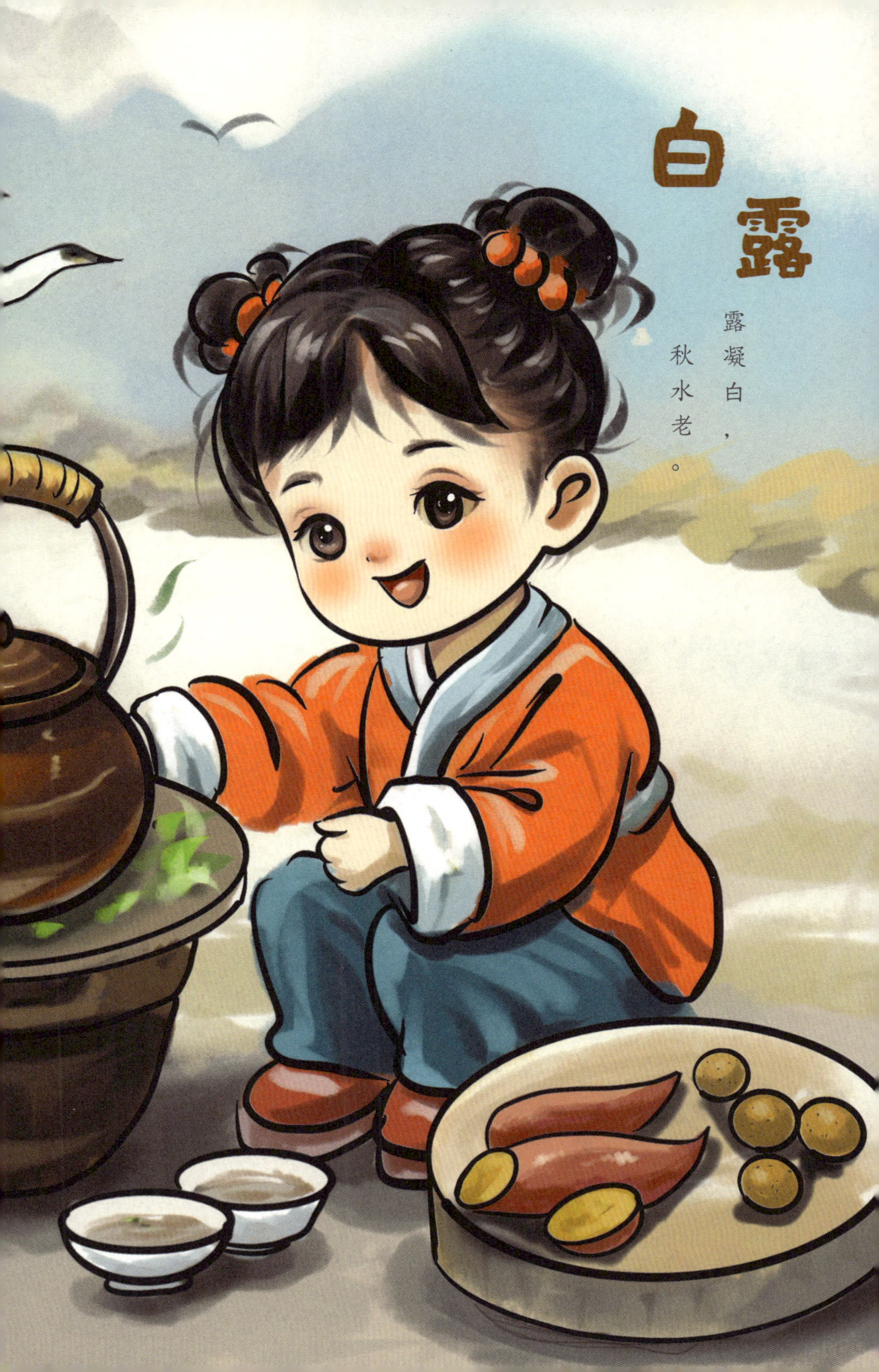
白露
露凝白，
秋水老。

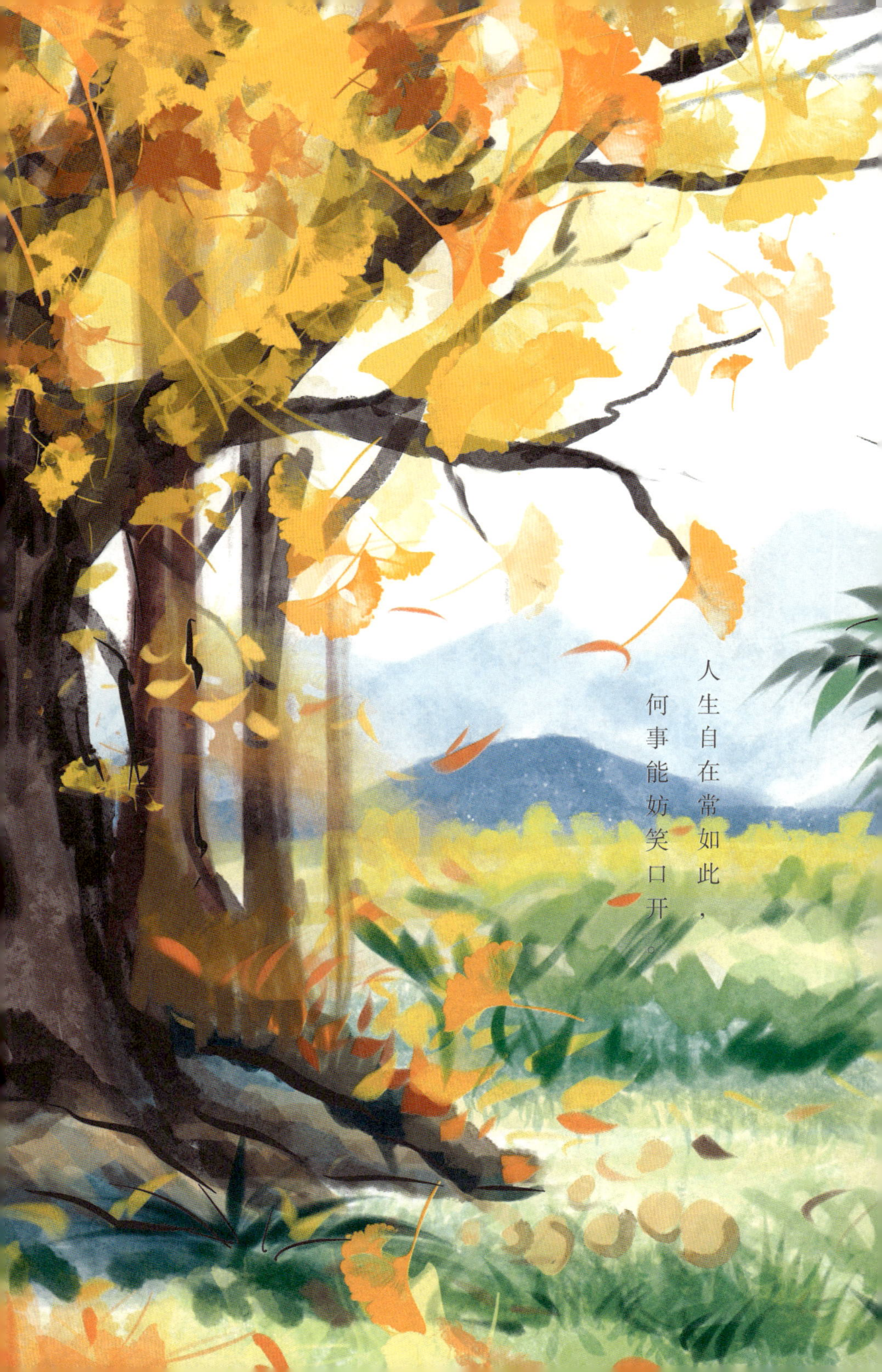
人生自在常如此，
何事能妨笑口开。

秋分

山色秋分后，
月华霜降前。

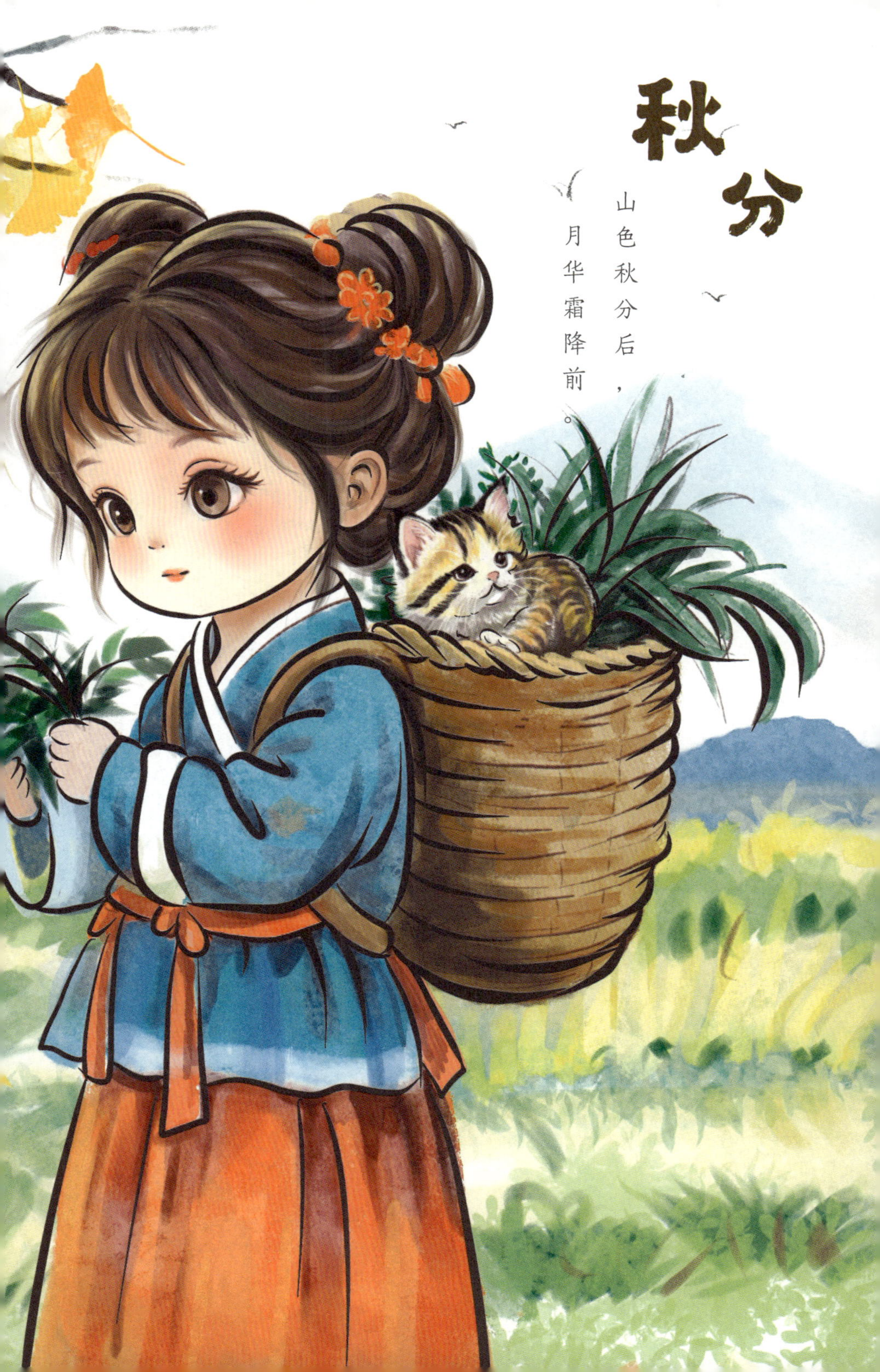

别担心，
你迟早也会成为别人翘首以盼的惊喜。

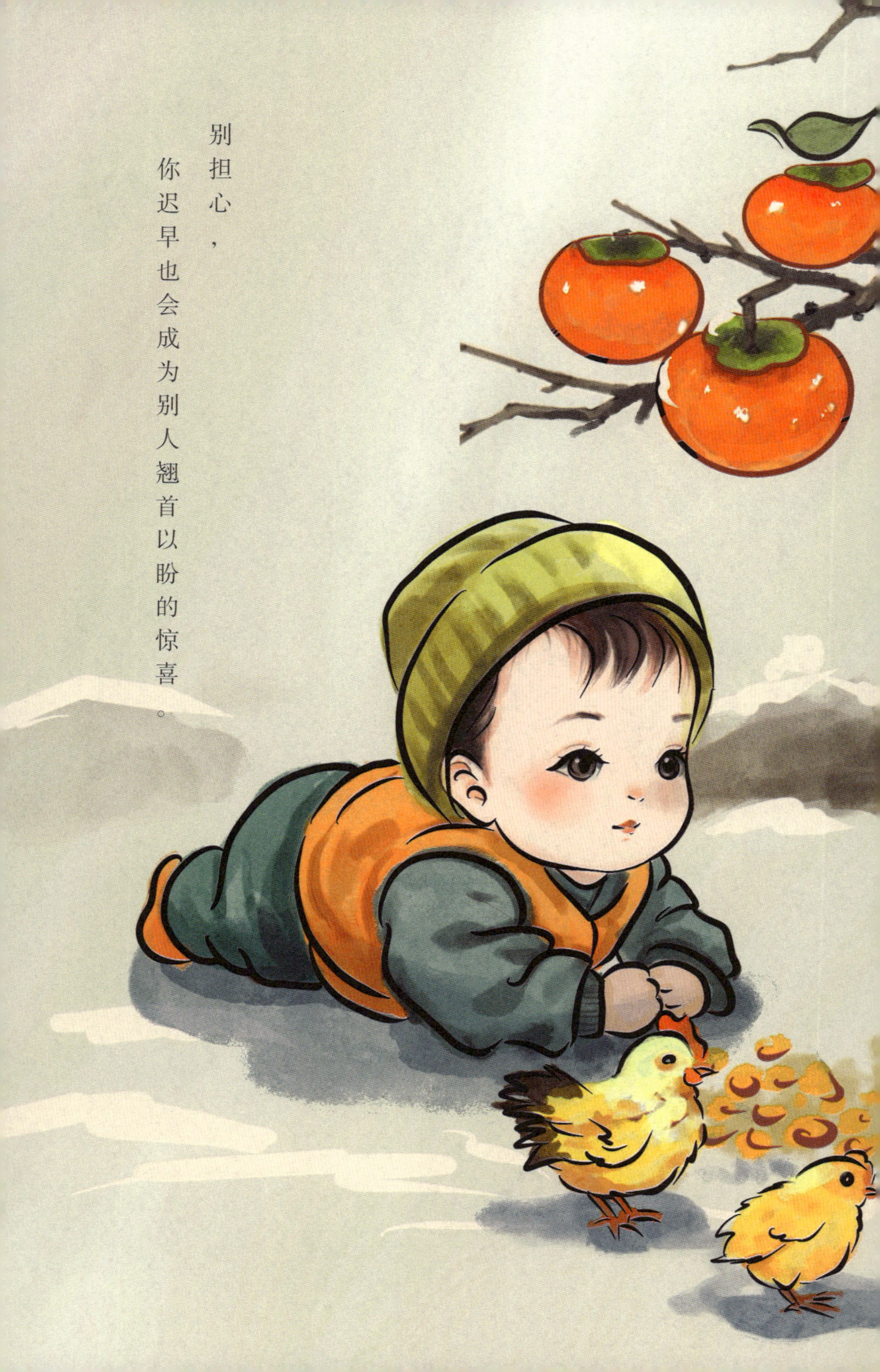

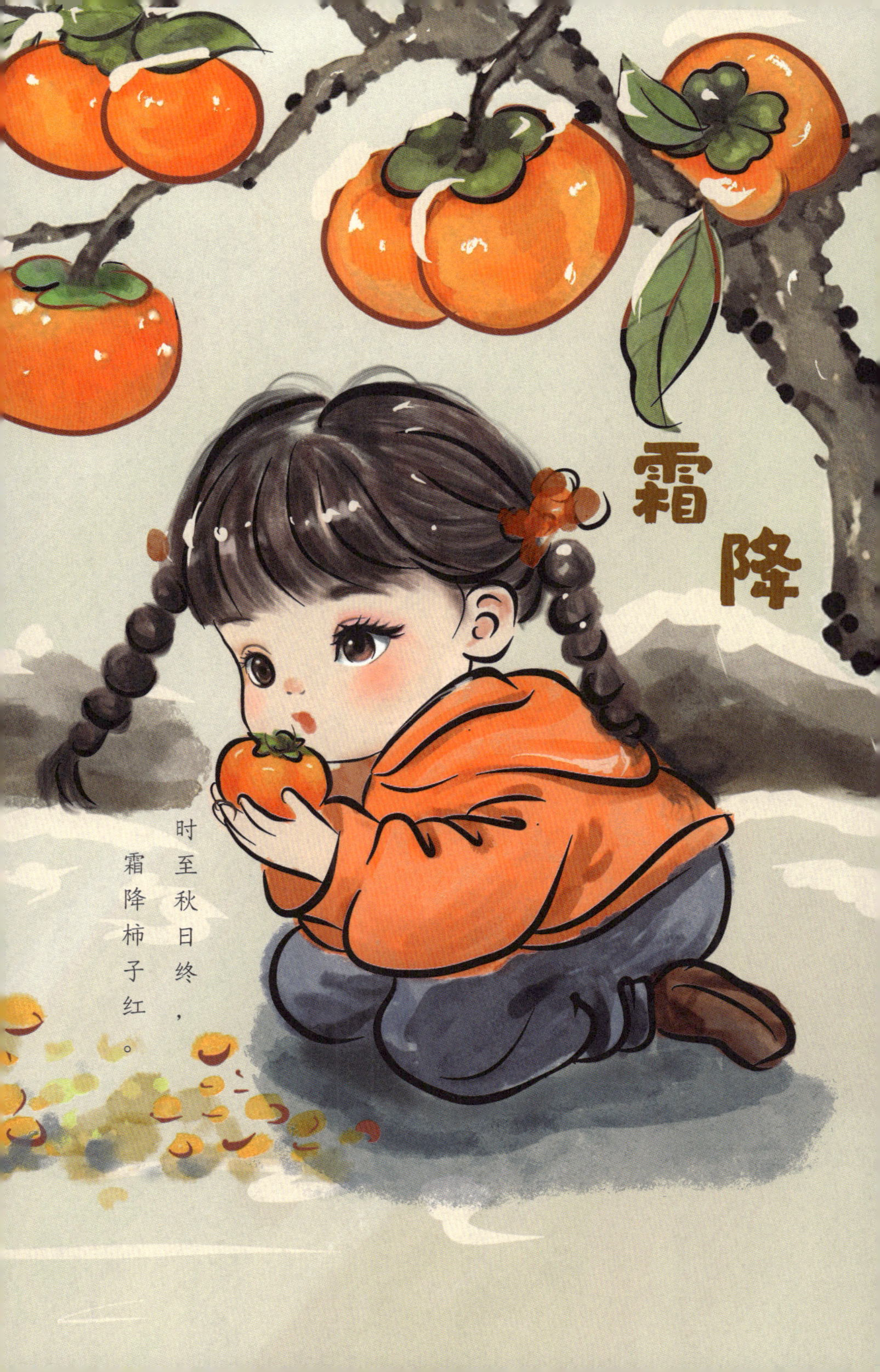
霜降
时至秋日终，
霜降柿子红。

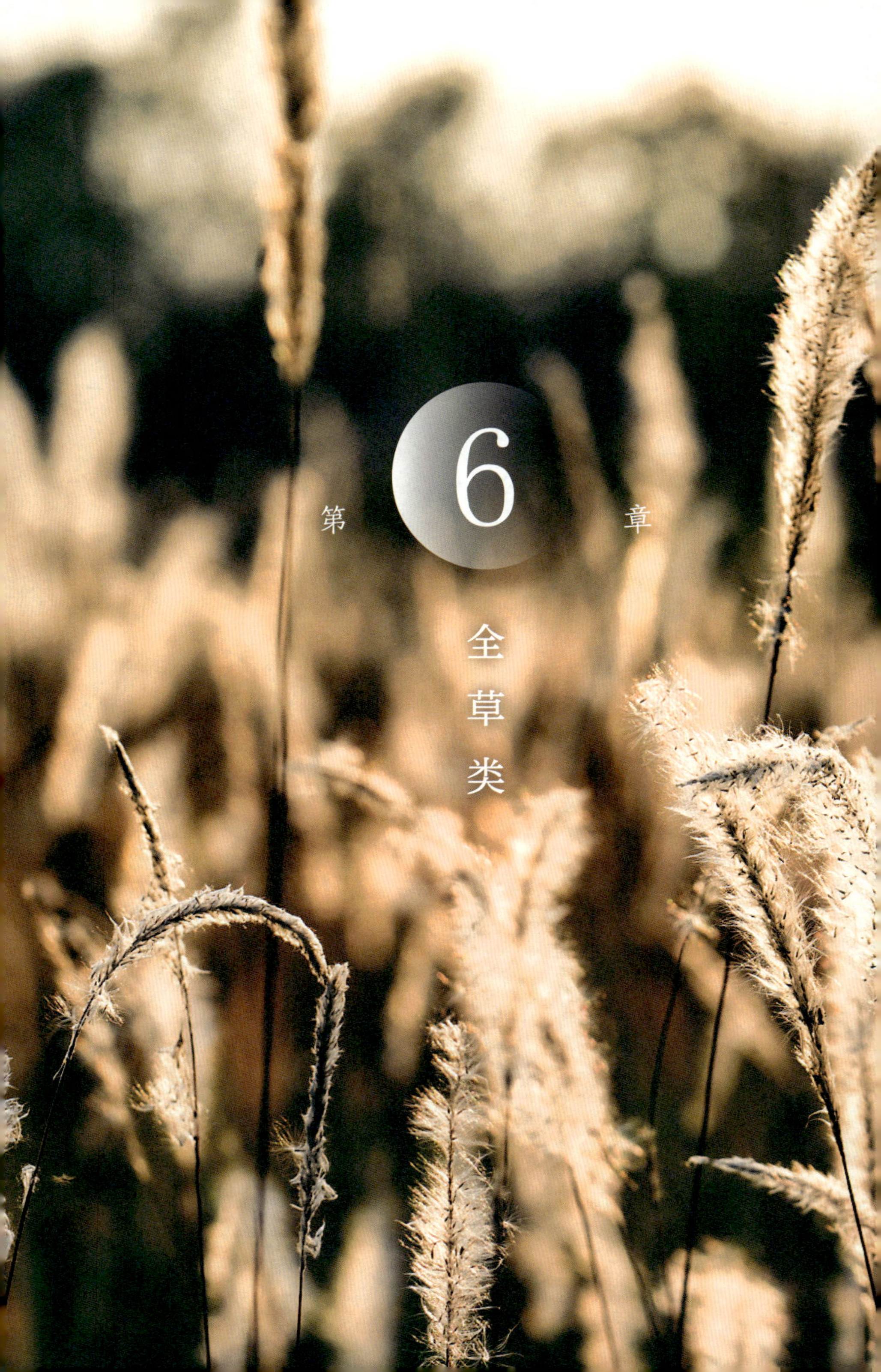

第6章 全草类

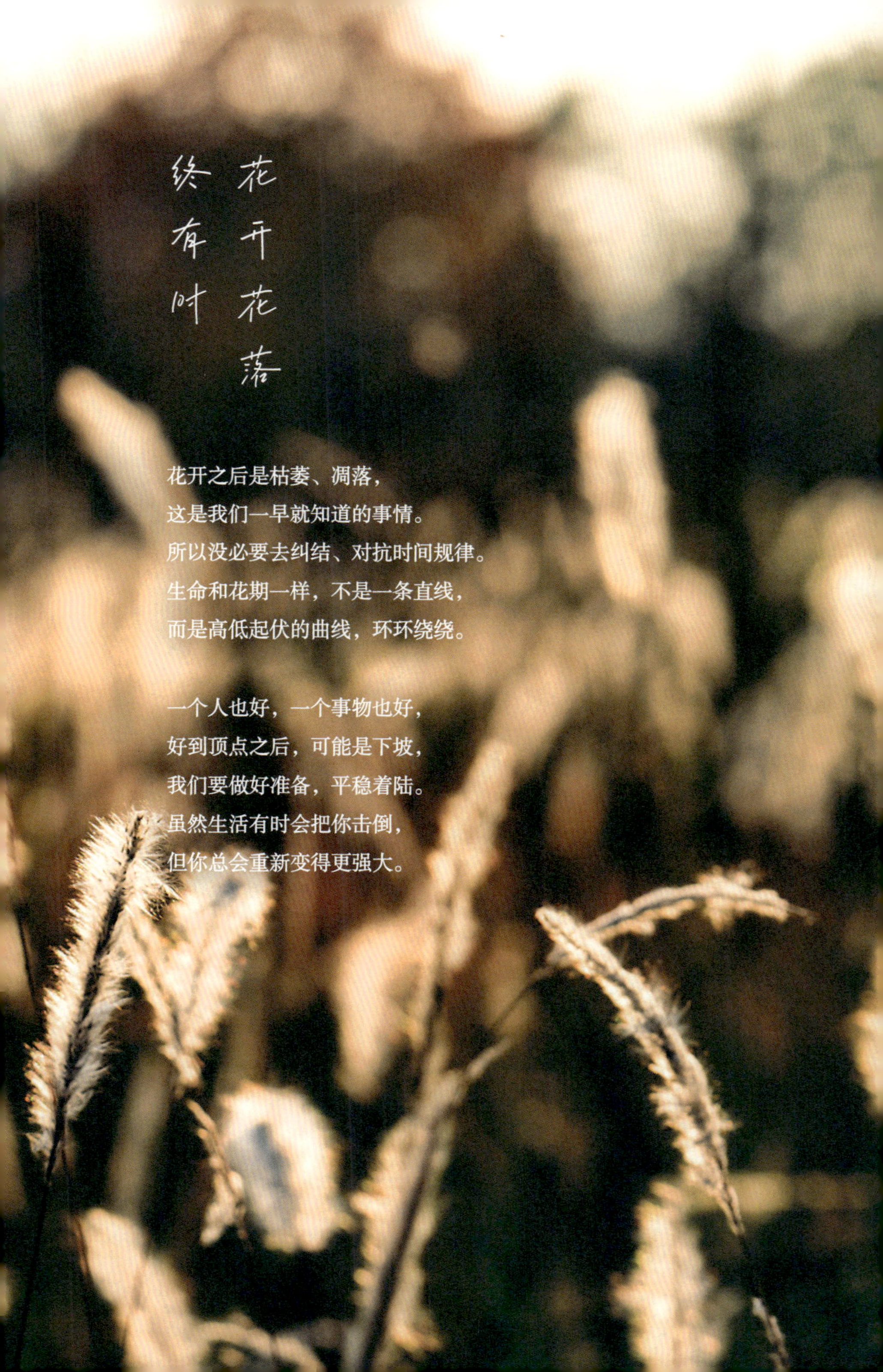

花开花落 终有时

花开之后是枯萎、凋落，
这是我们一早就知道的事情。
所以没必要去纠结、对抗时间规律。
生命和花期一样，不是一条直线，
而是高低起伏的曲线，环环绕绕。

一个人也好，一个事物也好，
好到顶点之后，可能是下坡，
我们要做好准备，平稳着陆。
虽然生活有时会把你击倒，
但你总会重新变得更强大。

小蓟

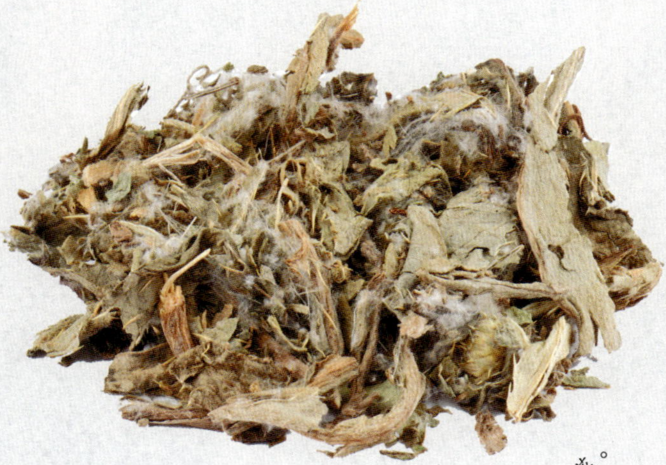

为菊科植物刺儿菜的干燥地上部分。又名刺儿菜。

凉血止血，

散瘀解毒消痈。

性味

味甘、苦，性凉。

食养方法

煮粥、煮茶。

食养方

小蓟锅巴茶

凉血止血，解毒消痈。

辅助调理　功能性子宫出血，淋漓难止等症。

配方

小蓟　500克　糯米锅巴　50克

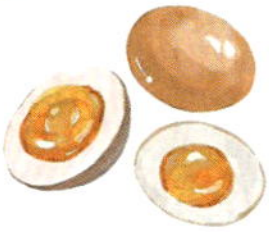

制作

将小蓟择净、切段（2厘米）、干燥后，置热锅内，大火炒至表面黑褐色、内部黄褐色，喷淋少许清水，取出晾干，即成小蓟炭。取小蓟炭30克，与糯米锅巴一起，加水煎汤，取汁。代茶饮，每天1剂。

小蓟粥

凉血止血，解毒消肿。

辅助调理　吐血、尿血、崩漏、便血、外伤出血、目赤肿痛、眼目昏花等症。

配方

小蓟　15克（鲜者60克）　粳米　100克

白糖　25克

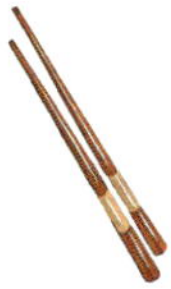

制作

将小蓟洗净，加水煎煮25分钟，去渣取汁；加入洗净的粳米和适量清水，大火煮沸，再转小火煮30分钟，加白糖搅匀即成。

马齿苋

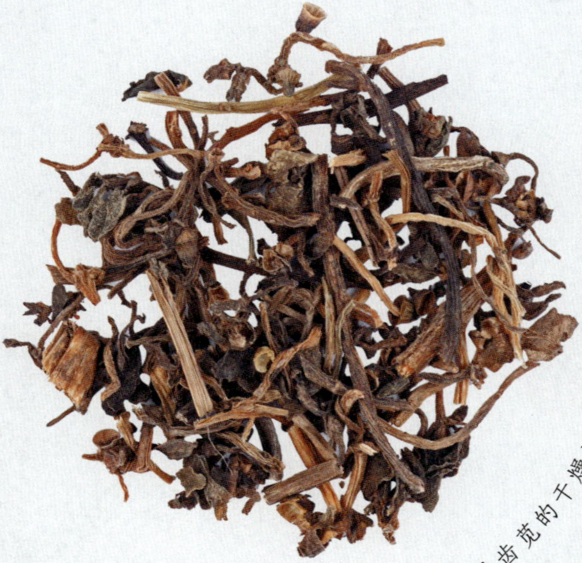

为马齿苋科植物马齿苋的干燥地上部分。

性味

味酸，性寒。

食养方法

煮粥、煮茶。

清热解毒，凉血止血，止痢。

马齿苋粟米粥

清热解毒，凉血止血。

辅助调理　足癣湿疮、头面水肿、心腹胀满、大便脓血、小便淋涩等症。

配方

鲜马齿苋（切碎）　150克　　粟米　100克

红糖　适量

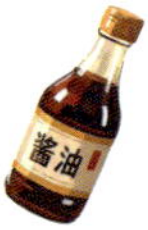

制作

将粟米洗净入锅，加适量水煮至粥将成，加马齿苋拌匀煮成粥即可。每天2次，连服10天。

食养方

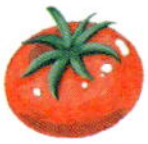

马齿苋白糖茶

清热解毒，止血通淋，利水消肿。

辅助调理　热毒或蛇虫咬伤、肤色暗黄、腹部疼痛、便血及湿热型痢疾等症。

配方

马齿苋　50克　　白糖　10克

茶叶　10克

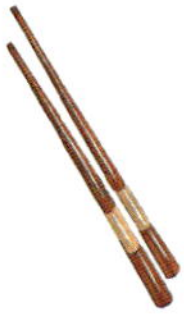

制作

将马齿苋、白糖、茶叶同放砂锅中，加水适量，煎煮片刻，取汁代茶饮，连服3～5天。

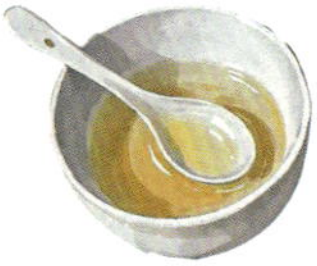

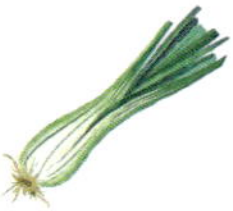

昆布

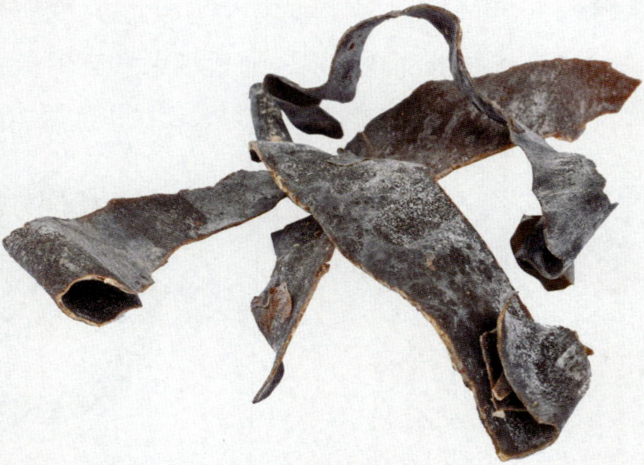

为海带科植物海带或翅藻科植物昆布的干燥叶状体。

性味

味咸，性寒。

食养方法

冲泡、煮水。

消痰软坚散结，

利水消肿。

食养方

昆布绿茶饮

软坚散结，利水消肿。

辅助调理　痰饮所致眩晕、呕吐、心悸水肿、小便不利及瘰疬痰结等症。

配方

干昆布丝	20 克	绿茶	3 克
白糖	适量		

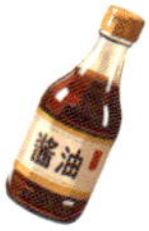

制作

将昆布丝、绿茶和白糖各味入杯，冲入沸水，加盖泡 15 分钟即可。每天 1 剂，代茶饮，冲淡为止。

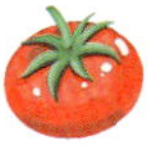

小麦煮昆布

消痰散结，益脾化湿。

辅助调理　脾虚气噎，不下食，喉中如有肉块等症。

配方

昆布	100 克	小麦	50 克

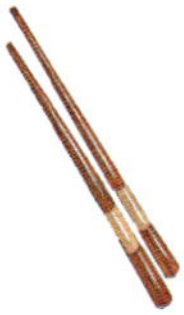

制作

昆布、小麦加水同煮，待小麦烂熟时滤取汁液，留昆布。每次饮汁 2 汤勺，时时服用。

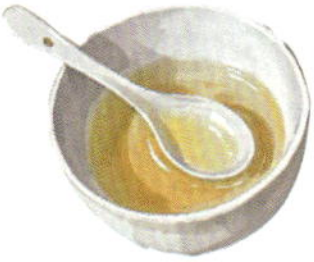

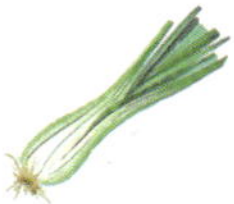

鱼腥草

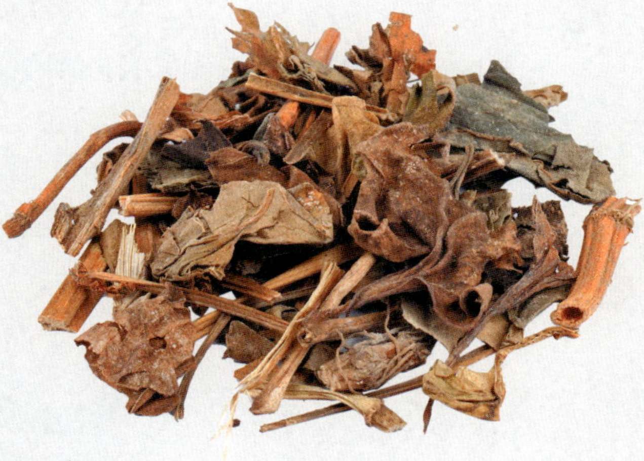

为三白草科植物蕺菜的新鲜全草或干燥地上部分。

清热解毒，消痈排脓，利尿通淋。

性味

味辛，性微寒。

食养方法

入菜、作为辅料。

凉拌鱼腥草

清热解毒，利尿通淋。

辅助调理　痰热喘咳、咽喉肿痛、小便淋沥等症。

配方

鱼腥草　200 克

备注：盐、酱油、醋、白糖、鸡精、红油、干辣椒各适量。

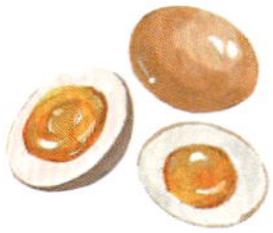

制作

食养方

将鱼腥草的老根、须掐去，留下嫩白根及叶片，洗净，用冷水浸泡 10 分钟，捞出沥干；将干辣椒切成段，放到温油中炸至酥脆散香，连同油一块倒入碗中。将鱼腥草放到盆里，放入盐、酱油、白糖、醋、鸡精、红油及炸好的辣椒油，拌匀后即可食用。

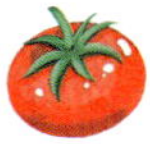

鱼腥草炒鸡蛋

清热解毒，消痈排脓。

辅助调理　目赤、咳喘、热淋、热痢疾、虚劳出血、痈疮肿毒等症。

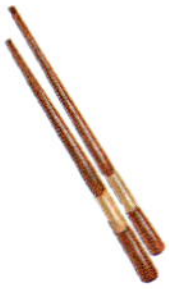

配方

鱼腥草　150 克　　鸡蛋　4 个

备注：葱、油、盐各少许。

制作

锅内加少许油烧热，煸香葱花，放入洗净的鲜鱼腥草煸炒，加盐，再倒入打散的鸡蛋煸炒至熟即成。

香薷

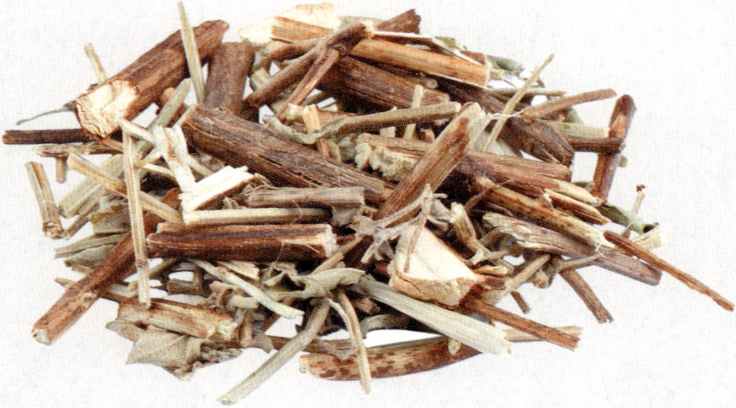

为唇形科植物石香薷或江香薷的干燥地上部分。

发汗解表，
化湿和中。

性味

味辛，性微温。

食养方法

煮粥、制羹。

香薷粥

发汗解暑，行水散湿，温胃调中。

辅助调理　恶寒发热、头痛无汗、腹痛吐泻、水肿、小便不利等症。

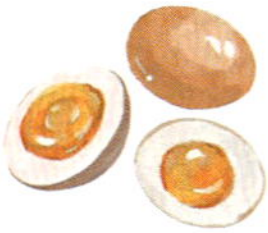

配方

香薷	10 克	大米	100 克
白糖	适量		

制作

将香薷择净，放入锅中，加清水适量，水煎取汁，加大米煮粥，待熟时调入白糖，再熬煮成粥。每天食用 1～2 次。

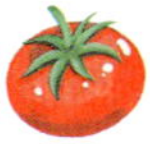

香薷瘦肉羹

健脾化湿、芳香开胃。

辅助调理　慢性肾炎、肾病水肿等症。

配方

香薷嫩苗	100 克	猪瘦肉	250 克
调味品	适量		

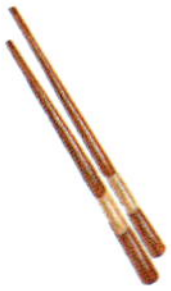

制作

将香薷洗净，切细；猪瘦肉洗净，切丝，调芡，倒入热油锅中炒熟，加入香薷、调味品等，翻炒片刻即成，每天 1 剂。

蒲公英

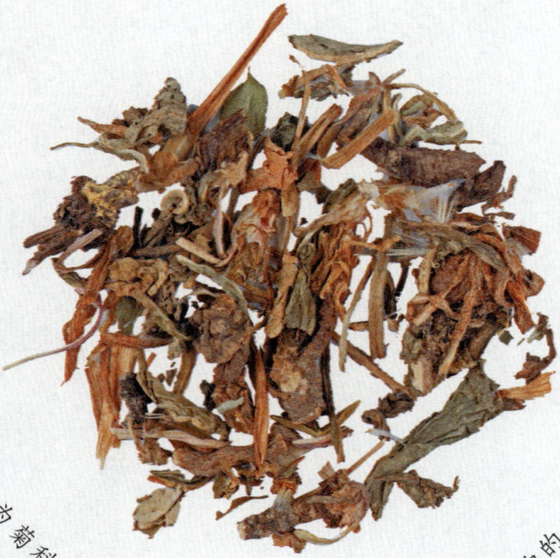

为菊科植物蒲公英、碱地蒲公英或同属数种植物的干燥全草。

清热解毒，

消肿散结，

利尿通淋。

性味

味苦、甘，性寒。

食养方法

入菜、煮粥。

食养方

蒲公英猪肚

清热和胃，消痞散结。

辅助调理　急慢性胃炎、消化性溃疡、胃脘灼热疼痛、口干口苦等症。

配　方

蒲公英　30 克　　猪肚　1 个

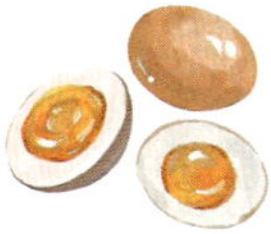

制　作

将蒲公英洗净，猪肚洗净、切片，同放锅中，加清水适量同煮至猪肚烂熟后，分早、晚两次食肚饮汤。每天 1 剂。

蒲公英粥

清热解毒，消肿散结。

辅助调理　疔疮热毒、热结便秘、结节乳痈、口腔溃疡等症，对肝炎、胆囊炎、急性乳腺炎、急性扁桃体炎、尿路感染、急性结膜炎等亦有辅助疗效。

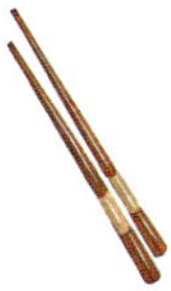

配　方

干蒲公英　60 克（鲜者 90 克）　金银花　15 克

大米　50 克

制　作

将蒲公英、金银花洗净，水煎取汁，加大米煮为稀粥服食。每天 2 次，连服 3～5 天。

薄荷

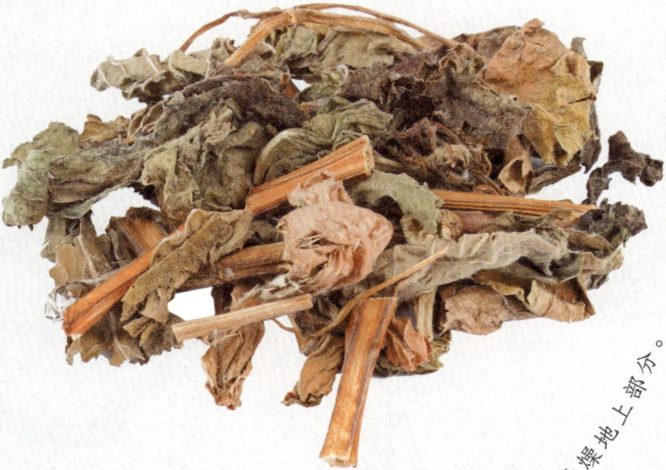

为唇形科植物薄荷的干燥地上部分。

疏散风热，

清利头目，

利咽透疹，

疏肝行气。

性味

味辛，性凉。

食养方法

入菜、作为辅料。

薄荷萝卜橄榄饮

解毒利咽，清肺生津。

辅助调理　风热犯肺型咽炎。

配　方

薄荷	10 克	橄榄	50 克
萝卜	100 克		

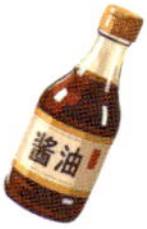

制　作

将薄荷、橄榄洗净后，加入适量清水，煎煮取汁；再将萝卜洗净、切碎、绞汁。将前两种汁各取适量、混匀，代茶饮。

食养方

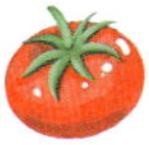

凉拌薄荷

疏风清热，利咽生津。

辅助调理　咽喉肿痛、牙龈红肿及夏季消暑、食欲不振等症。

配　方

鲜薄荷叶	300 克	盐和麻油	适量

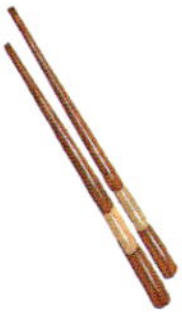

制　作

将薄荷叶洗净、切碎，用开水烫一下，放少许盐和麻油，拌匀即可食用。

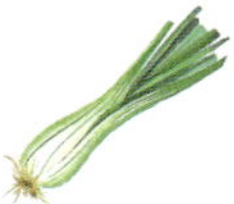

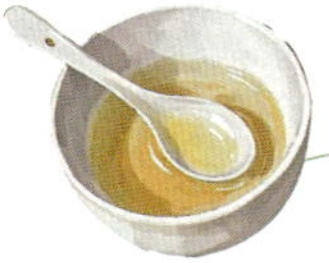

藿香

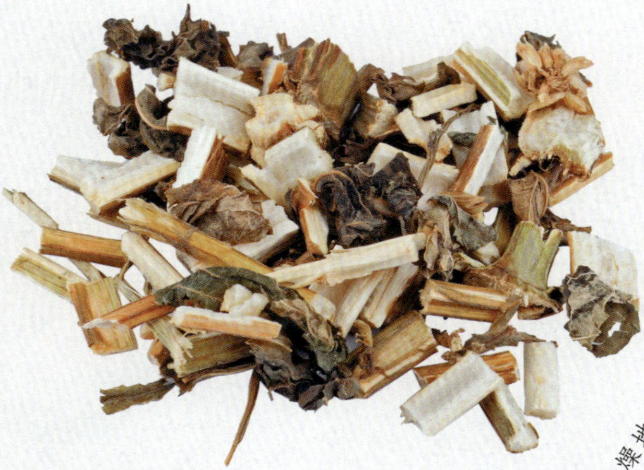

为唇形科植物广藿香的干燥地上部分。

化湿醒脾，辟秽和中，解暑发表。

性味

味辛，性温。

食养方法

煮粥、煮茶。

藿香粥

芳香化浊，化湿解表，利湿和胃。

辅助调理　暑天外感而见恶寒发热、恶心呕吐、不思饮食等症。

配方

鲜藿香	30克	粳米	30克

制作

取鲜藿香洗净，放入铝锅内（铝锅为佳），加适量水，大火煎5分钟，弃渣取汁；再把淘洗净的粳米加入锅内，加水适量，大火烧开后转小火熬煮，待粥将熟时，加入藿香汁，再煮沸即可食用。

藿香姜枣饮

益脾和胃，和中止呕。

辅助调理　脾胃虚弱、恶心呕吐、胸脘痞闷、食欲不佳等症。

配方

藿香嫩叶	25克	姜片	5克
红枣	5枚	白糖	适量

制作

将藿香叶、姜片、红枣分别洗净；锅内加水适量，放入姜片、红枣煮沸20分钟，再加藿香煮10分钟，调入白糖搅匀即可。

第7章 动物类

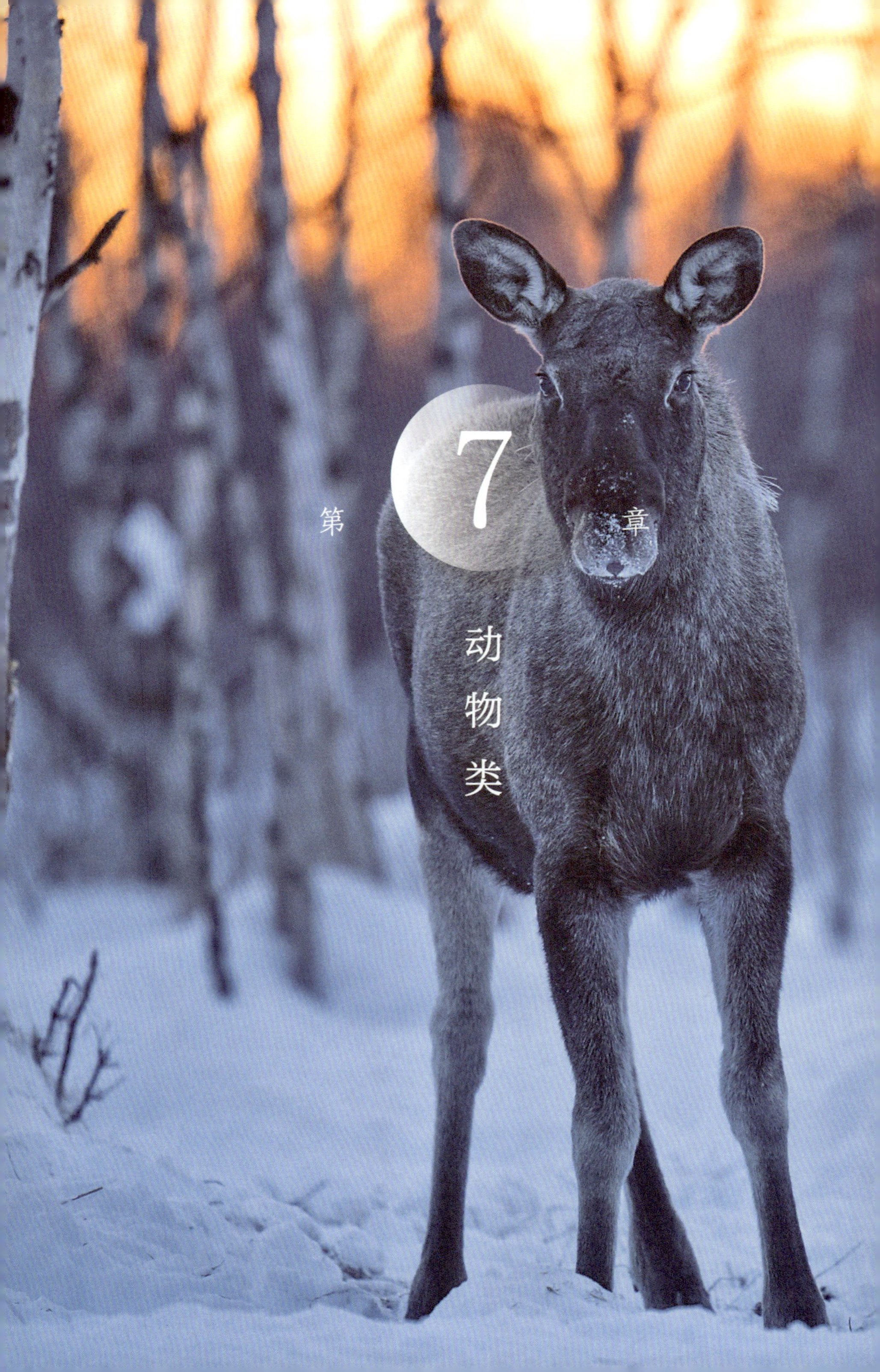

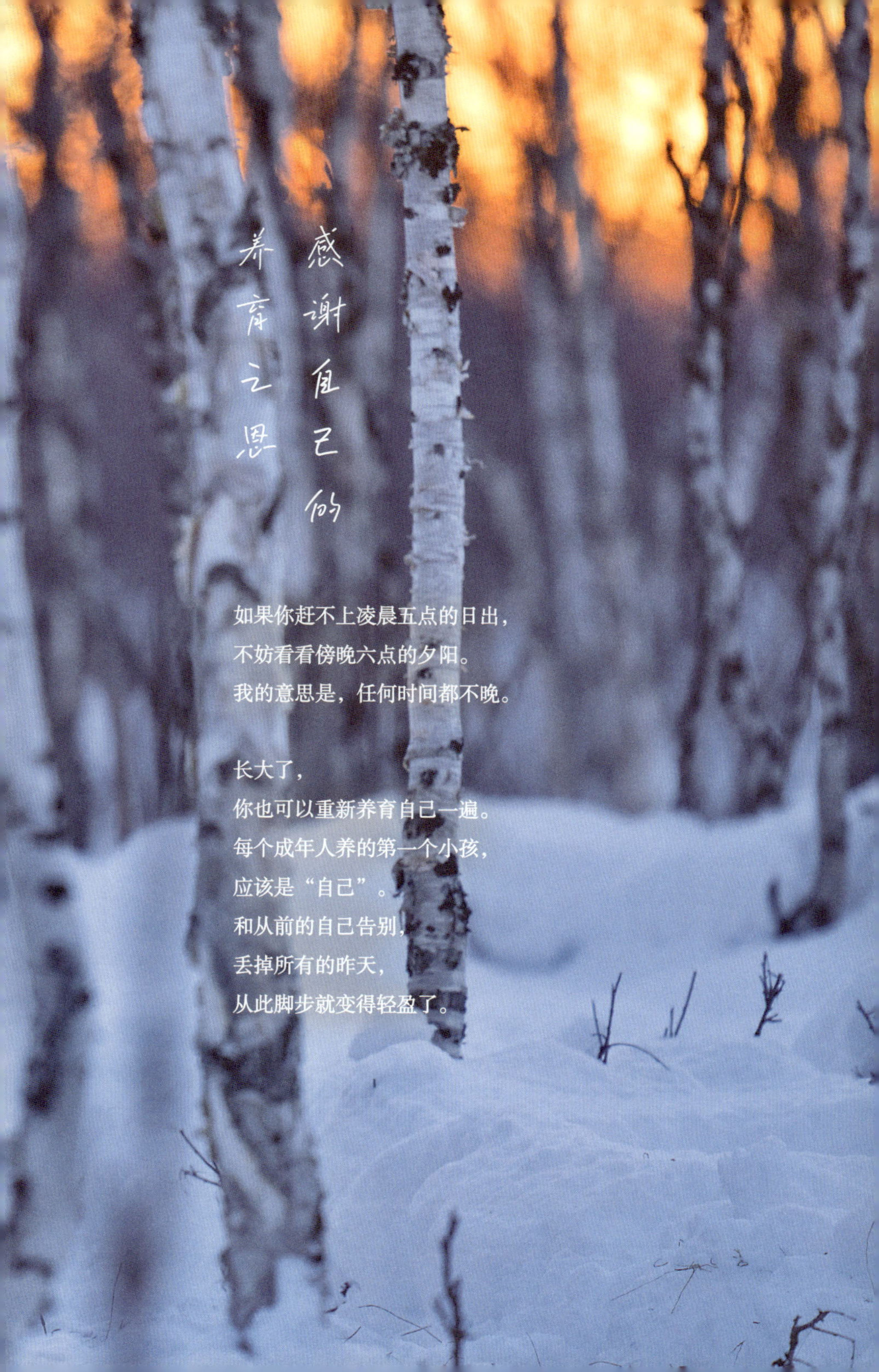

感谢自己的养育之恩

如果你赶不上凌晨五点的日出，
不妨看看傍晚六点的夕阳。
我的意思是，任何时间都不晚。

长大了，
你也可以重新养育自己一遍。
每个成年人养的第一个小孩，
应该是“自己”。
和从前的自己告别，
丢掉所有的昨天，
从此脚步就变得轻盈了。

乌梢蛇

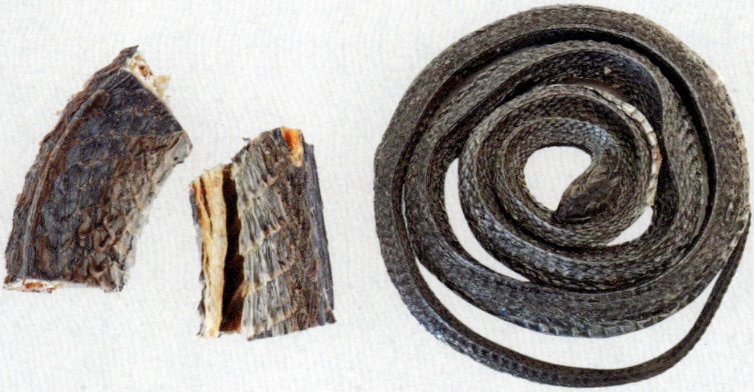

为游蛇科动物乌梢蛇的干燥体。

性味

味甘，性平。

食养方法

制酒、煮汤。

祛风，通络，止痉。

乌梢蛇酒

活血通络，祛风解毒。

辅助调理　风湿痹痛、肌肤麻木、皮疹瘙痒、疥癣等症。

配方

乌梢蛇	2 条	白酒	800 毫升

制作

将乌梢蛇用清水冲净、沥干后放入干净的瓶中，加白酒适量，以能淹过蛇体为度，浸泡10～15天。每天服10毫升，一天1次。

乌蛇饮

祛风通络，除湿毒。

辅助调理　多年风湿疼痛、风湿性关节炎等症。

配方

乌梢蛇　　1 条

备注：猪油、料酒、盐、姜各适量。

制作

将乌梢蛇洗净后切片放锅内，加入猪脂、料酒、姜、盐等和适量水，大火烧开后，转小火煮1小时即可。喝汤食肉。

牡蛎

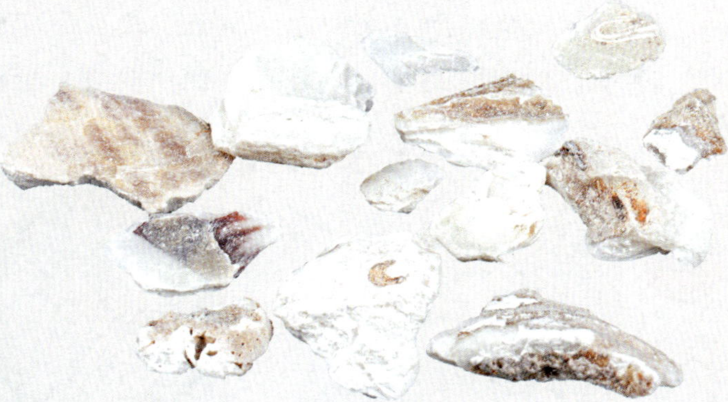

为牡蛎科动物长牡蛎、大连湾牡蛎或近江牡蛎的贝壳。

性味

味咸，性微寒。

食养方法

入菜、炖汤等。

重镇安神，

潜阳补阴，

软坚散结。

牡蛎饮

平肝潜阳，镇惊安神。

辅助调理　心神不安、惊悸失眠、头目眩晕等症。

配方

牡蛎（生壳）	30克	大枣	5粒
食盐	少许		

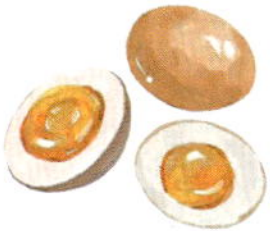

制作

将牡蛎去除表面杂质和泥沙，洗净、敲碎，放入砂锅中，加适量清水，浸泡30分钟后，加入大枣，并用大火煮沸，再转小火煎煮30分钟，以牡蛎味道充分散出来为佳。煎好后过滤即可饮用。可依口味加盐调味。

备注：如用煅牡蛎，有制酸止痛作用，适用于胃痛泛酸等症。单味药不建议久服。

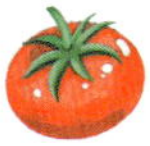

乌鸡牡蛎汤

定心安神，滋阴补血。

辅助调理　缓解情绪紧张不安，心悸、失眠、虚烦多汗及口渴等症。

配方

乌鸡	半只	牡蛎壳	3～5个
大枣	6粒	姜片	10克

备注：食盐、胡椒粉、香油适量。

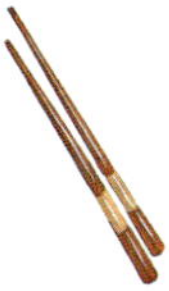

制作

将乌鸡去内脏洗净，切块，焯水后备用；将牡蛎壳洗净后，敲碎，加清水浸泡30分钟，再将乌鸡、大枣、姜片一同放入炖盅内，加清水至浸过食材，大火烧开后转小火炖40分钟，加入适量食盐、胡椒粉、香油调味即可。

阿胶

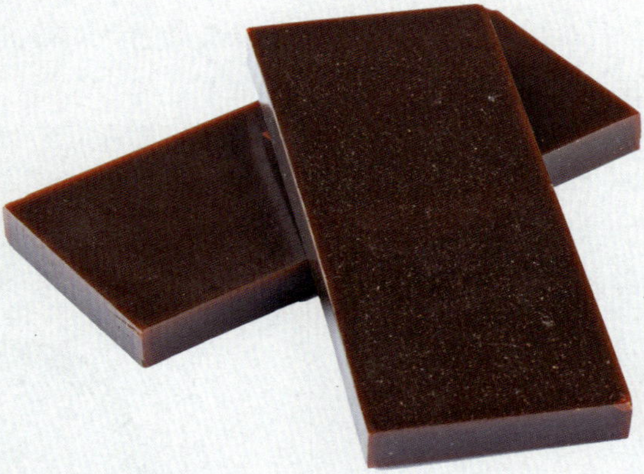

为马科动物驴的干燥皮或鲜皮经煎煮、浓缩制成的固体胶。

补血滋阴，

润燥止血。

性味

味甘，性平。

食养方法

制膏、煮粥。

阿胶羹

补血养血，养颜益肾。

辅助调理　皮肤干燥、腰酸、怕冷、耳鸣等症。

配方

阿胶	250 克	黄酒	250 克
冰糖	200 克	黑芝麻	250 克
核桃仁	250 克	清水	适量

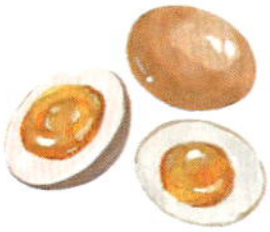

制作

食养方

将核桃仁掰碎后连同黑芝麻一起炒香，备用；取阿胶，敲碎，加黄酒浸泡 1～2 天，至泡软。取冰糖，加水 250 毫升化成冰糖水，倒入泡软的阿胶中，加盖，隔水蒸 1～2 小时至完全溶化，加入黑芝麻、核桃仁，继续蒸 1 小时，搅拌成羹状。冷却后，冰箱存放。每天早晚各 1 匙，温水冲服。

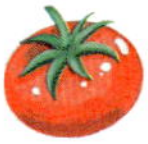

阿胶粥

养血止血，养阴润肺。

辅助调理　虚劳咳嗽，久咳咯血，鼻衄，妇女月经过多及失血性或缺铁性贫血等症。

配方

阿胶	10 克	大米	100 克
红糖	适量		

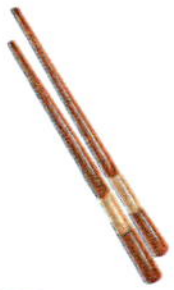

制作

将阿胶捣碎备用；大米淘净、放入锅中，加清水适量，大火烧开后转小火焖煮，快熟时，调入捣碎的阿胶、红糖，煮为稀粥服食，每天 1～2 剂。

鸡内金

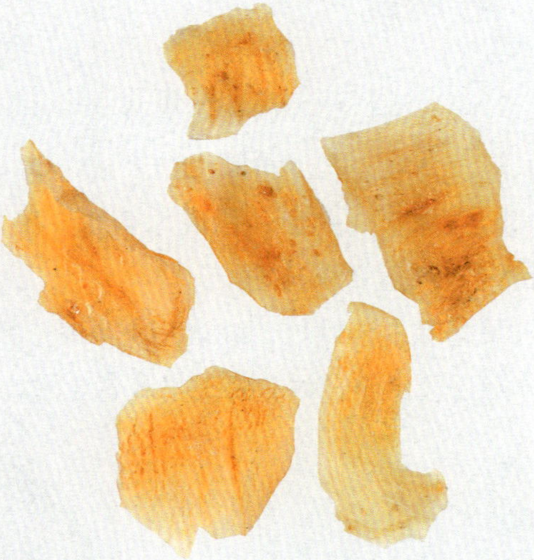

为雉科动物家鸡的干燥沙囊内壁。鸡杀后取出鸡肫即剥下内壁，洗净、干燥。

健胃消食，涩精止遗，通淋化石。

性味

味甘，性平。

食养方法

煮粥、煎饼。

食养方

内金赤豆粥

健脾养胃，利湿排石。

辅助调理　排尿困难、尿痛淋沥、神疲体倦、食少乏力、腰酸背痛等症。

配方

粳米	60 克	赤小豆	40 克
鸡内金	20 克	白糖	3 克

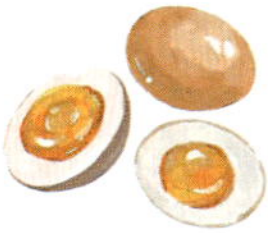

制作

将粳米、赤小豆洗净、泡发；鸡内金研碎备用。将粳米和赤小豆放入锅中，加水适量，大火煮开后转小火焖煮 30 分钟，加入鸡内金煮至粥成浓稠状，依口味加白糖调味即可。

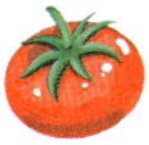

期颐饼

补益脾胃，化痰理气。

辅助调理　气虚痰盛郁结、胸胁满闷、胁下作痛、脾虚食积、消化不良等症。

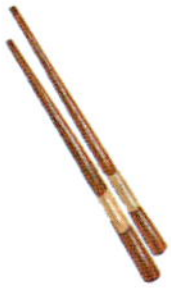

配方

生芡实	120 克	生鸡内金	60 克
白面粉	250 克	白糖	适量

制作

将生芡实洗净、去浮皮、晒干后，打细过筛；将鸡内金打细、过筛，置盆内，加开水浸半日。混合芡实粉、白面粉、白糖，再用浸有鸡内金的水调匀，制作成薄饼，烙成焦黄如饼干样即可。

蜂蜜

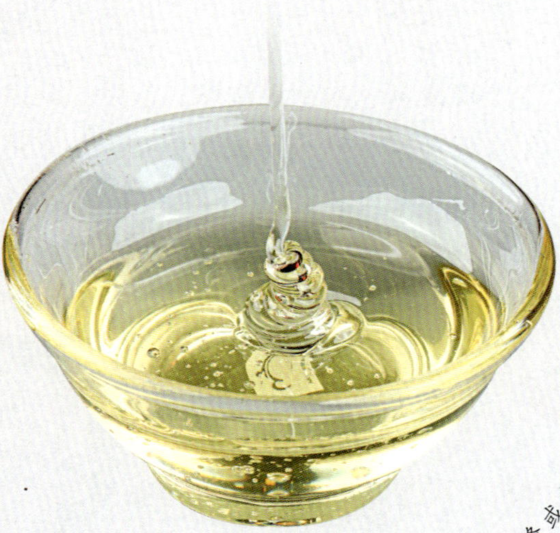

为蜜蜂科昆虫中华蜜蜂或意大利蜂所酿的蜜。

补中润燥，

止痛解毒。

外用生肌敛疮。

性味

味甘，性平。

食养方法

冲服、作为辅料。

黑芝麻蜂蜜牛奶

养血润燥，健脾养胃。

辅助调理　血虚肠燥便秘或孕产妇肛裂、痔疮便秘等症，亦有美容黑发作用。

配方

黑芝麻　250克　蜂蜜　30克

牛奶　30克

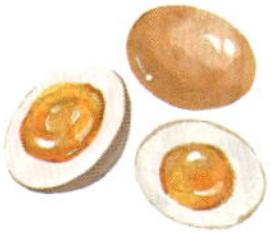

制作

将黑芝麻在锅中炒香后冷却、储存，每次取15克，冲入温热牛奶和蜂蜜，早晨空腹时服用。

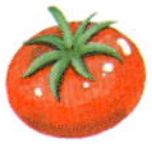

蜂蜜柠檬饮

补中润燥，开胃生津。

辅助调理　干咳无痰、食欲不振、口渴咽干、大便干结等症。

配方

柠檬　1个　蜂蜜　30克

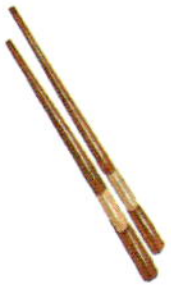

制作

将柠檬洗净后切片，取3～5片放入杯中，加入温开水冲泡5分钟，再加入蜂蜜调匀即可饮用。

蝮蛇

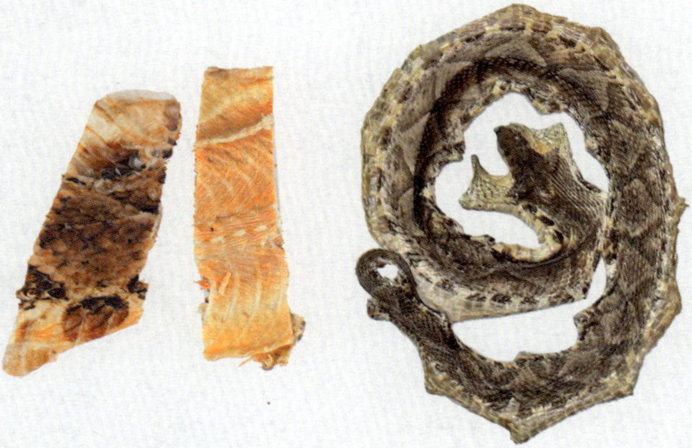

为蝮蛇科动物蝮蛇除去内脏的全体。

祛风通络，止痛解毒。

性味

味甘，性温。

食养方法

入菜。

蝮蛇粳米粥

祛风解毒，止痛消肿。

辅助调理　疮疡肿毒、皮肤瘙痒等症。

配方

蝮蛇肉	50克	粳米	100克
生姜	10克	盐	5克

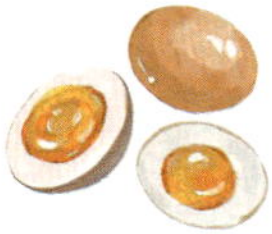

制作

将蝮蛇肉洗净切丝，生姜去皮切丝，备用；将粳米淘净、沥干后倒入锅内，加适量水大火烧开，转小火煮熟至黏稠后，加入蝮蛇肉、姜丝，继续煮至蝮蛇肉熟烂即可。

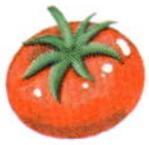

清炖蝮蛇

祛风通络，健脾益肾。

辅助调理　风寒湿痹及脘腹胀满、嗳气、纳呆等症。

配方

蝮蛇	1条	陈皮	6克
生姜	3片	精盐	适量

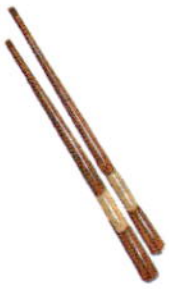

制作

蝮蛇去内脏，洗净；然后和陈皮、生姜一起放入砂锅中；接着加入清水，一起炖煮；当蛇肉熟烂后，放入精盐即成。可饮汤吃肉。

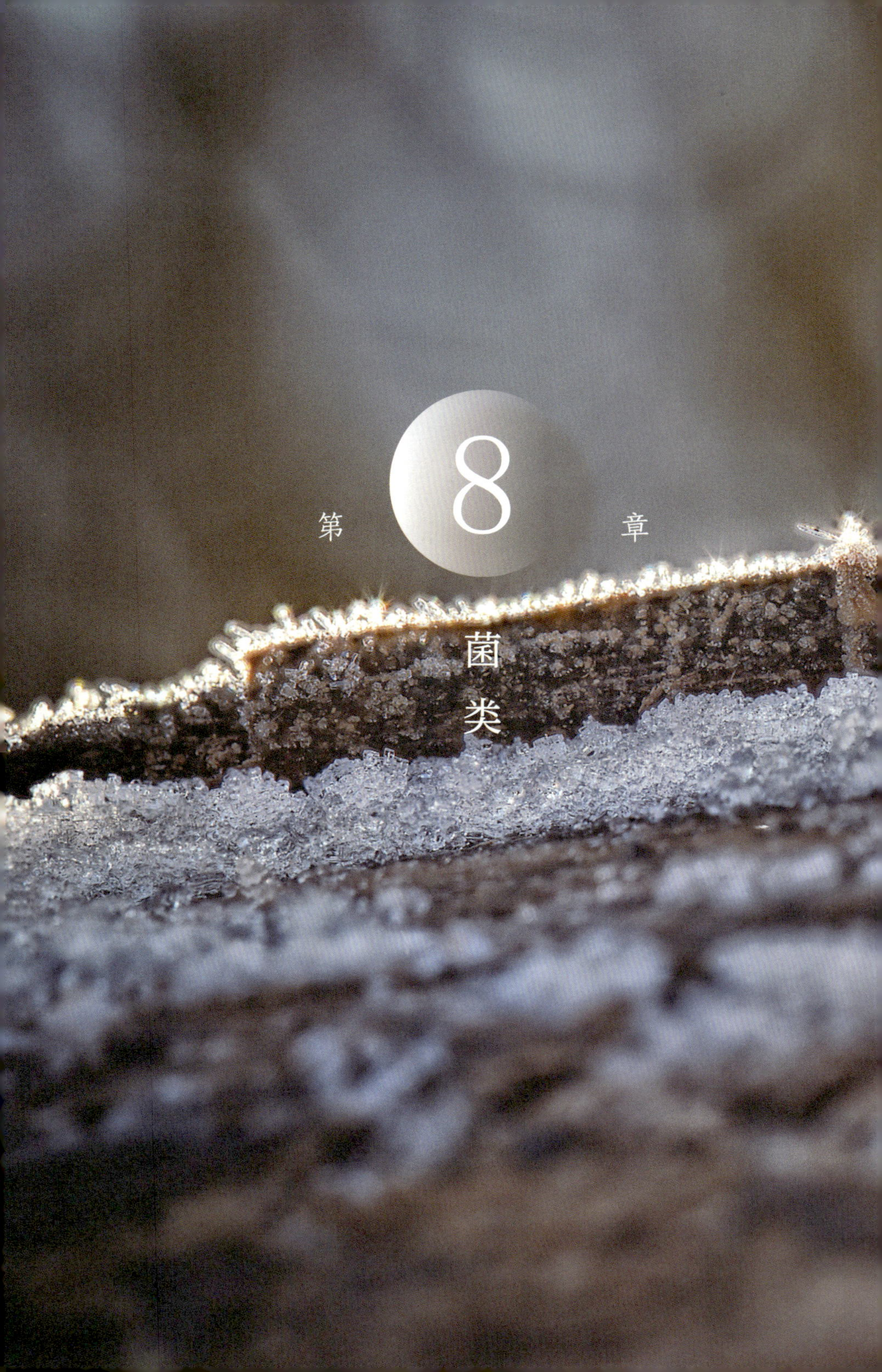

第8章 菌类

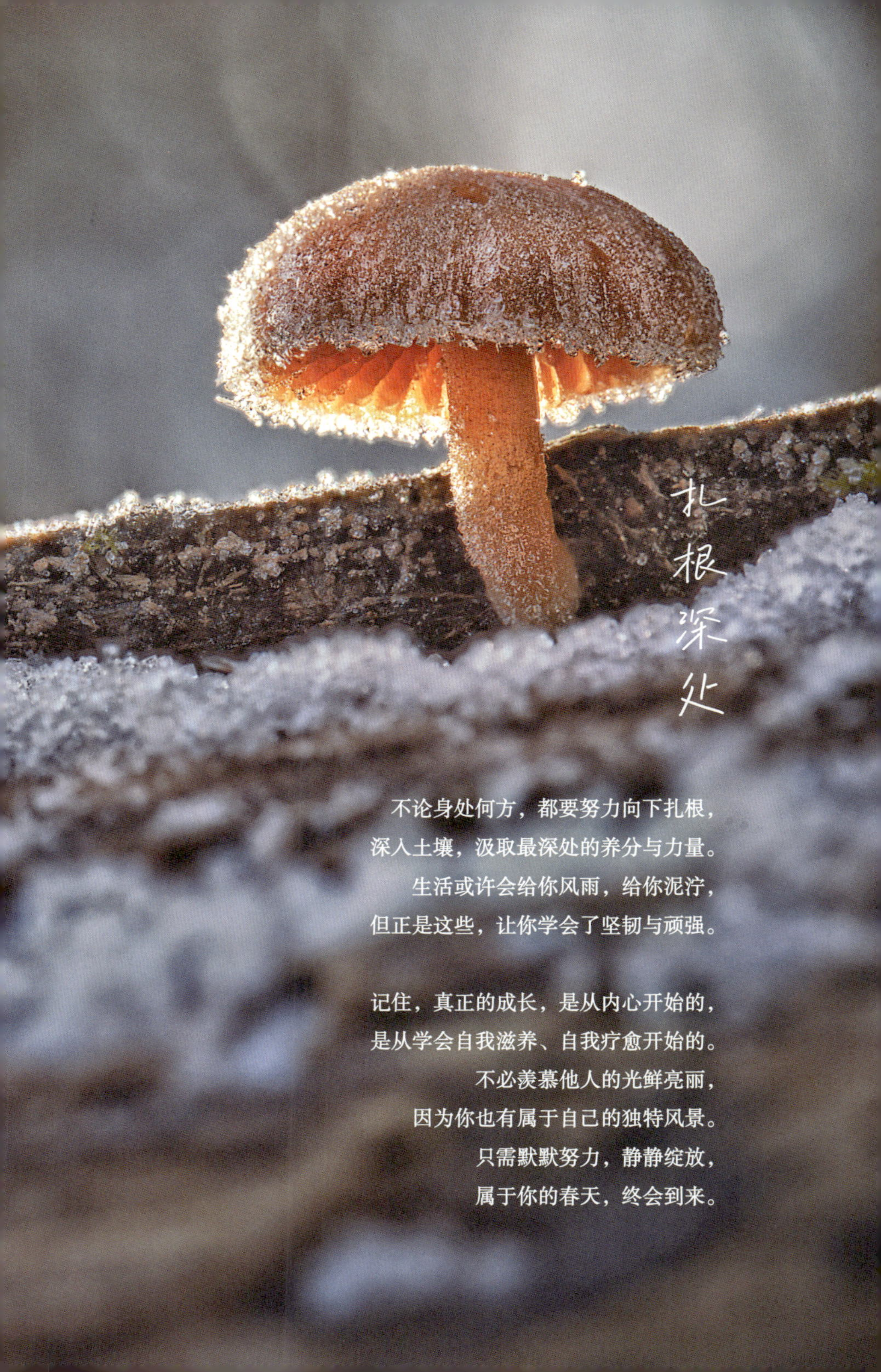

扎根深处

不论身处何方，都要努力向下扎根，
深入土壤，汲取最深处的养分与力量。
生活或许会给你风雨，给你泥泞，
但正是这些，让你学会了坚韧与顽强。

记住，真正的成长，是从内心开始的，
是从学会自我滋养、自我疗愈开始的。
不必羡慕他人的光鲜亮丽，
因为你也有属于自己的独特风景。
只需默默努力，静静绽放，
属于你的春天，终会到来。

茯苓

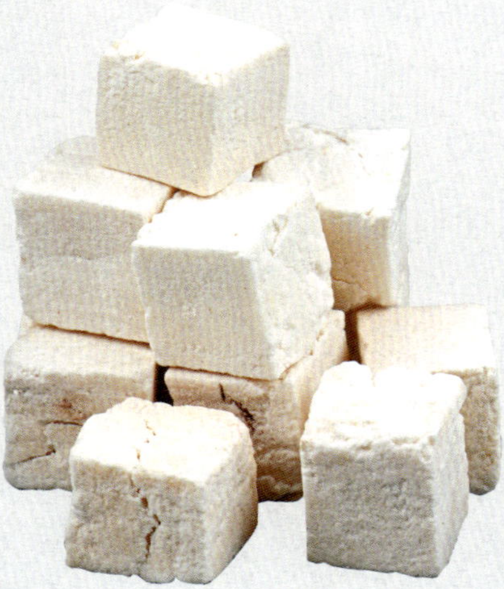

为多孔菌科真菌茯苓的干燥菌核。

利水渗湿，健脾宁心。

性味

味甘、淡，性平。

食养方法

煮茶、煮粥。

食养方

茯苓栗子粥

益气健脾，渗湿止泻。

辅助调理　脾胃虚弱、食欲不振、便溏腹泻、倦怠乏力等症。

配方

茯苓	15克	栗子	25克
大枣	10个	粳米	100克
白糖	适量		

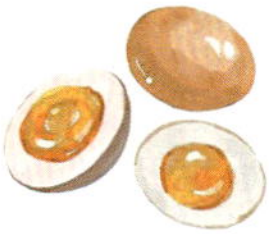

制作

将茯苓研末备用，栗子、大枣、粳米洗净备用。先将栗子、大枣和粳米一起大火煮开后，转小火煮至米半熟时加入茯苓末，再煮至栗子熟透即可。可加糖调味。

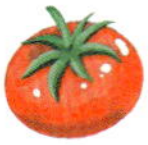

枸杞茯苓茶

健脾益肾，利尿通淋。

辅助调理　慢性肾炎、少尿、尿道炎等症。

配方

枸杞	20克	茯苓	20克
红茶	适量		

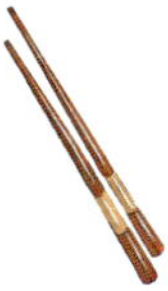

制作

将枸杞与茯苓共研为末备用。取研好的枸杞茯苓混合末5克，加等量红茶，用沸水冲泡，代茶饮。

灵芝

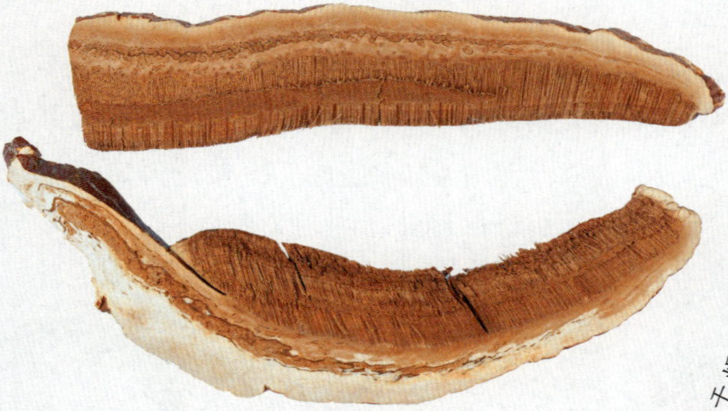

为多孔菌科真菌赤芝或紫芝的干燥子实体。

补气安神，止咳平喘。

性味

味甘，性平。

食养方法

炖汤等。

食养方

灵芝炖猪蹄

滋补强壮，补肺益肾，健脾安神。

辅助调理　气血不足或阴血亏虚所致虚劳怔忡、不思饮食或失眠健忘、神经衰弱等症。

配　方

灵芝　15克　猪蹄　1只

备注：料酒、精盐、味精、葱段、姜片、猪油各适量。

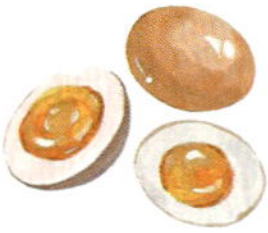

制　作

将猪蹄去净毛后，洗净，放入沸水中焯一段时间，捞出再洗净；灵芝洗净，切片。锅内放入猪油，烧热，加葱、姜煸香，放入猪蹄、水、料酒、味精、精盐、灵芝，用大火烧沸，改用小火炖至猪蹄熟烂，出锅即成。

灵芝寿星燕窝汤

补虚益气，养阴润燥。

辅助调理　肺虚咳嗽、痰多、肾亏遗精等症。

配　方

燕窝	25克	灵芝	25克
红参	10克	冰糖	35克
红枣	10克		

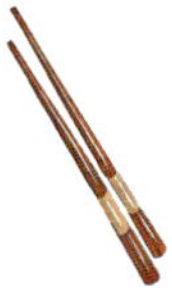

制　作

将燕窝用沸水浸泡，除尽绒毛；灵芝切片，红参切斜片，冰糖用水溶化，红枣洗净去核。将燕窝、灵芝、红参、红枣和冰糖放入蒸杯内，中火蒸1～2小时，至起丝为度。

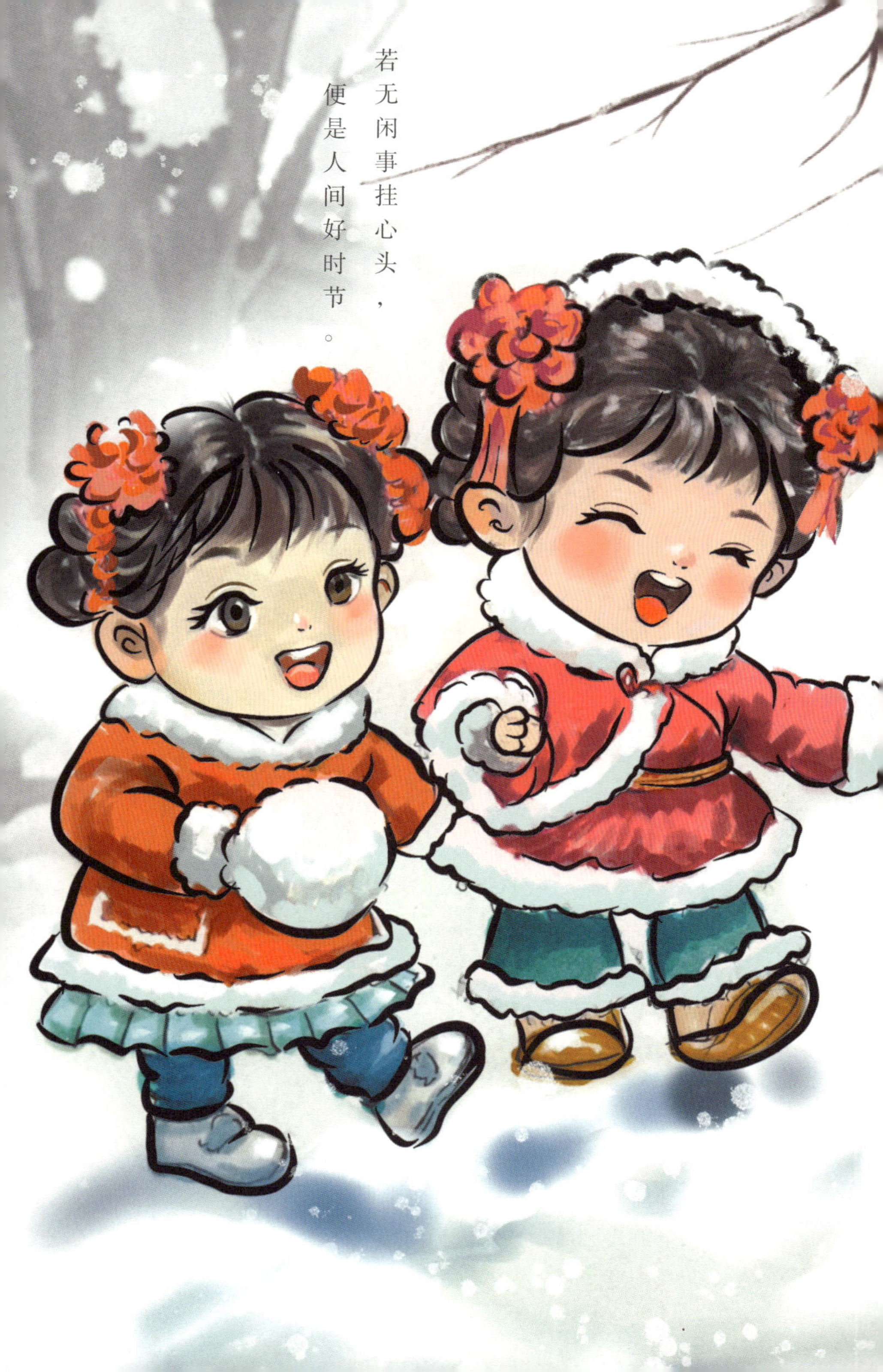

若无闲事挂心头，
便是人间好时节。

大雪

一年岁暮，

至此雪盛。

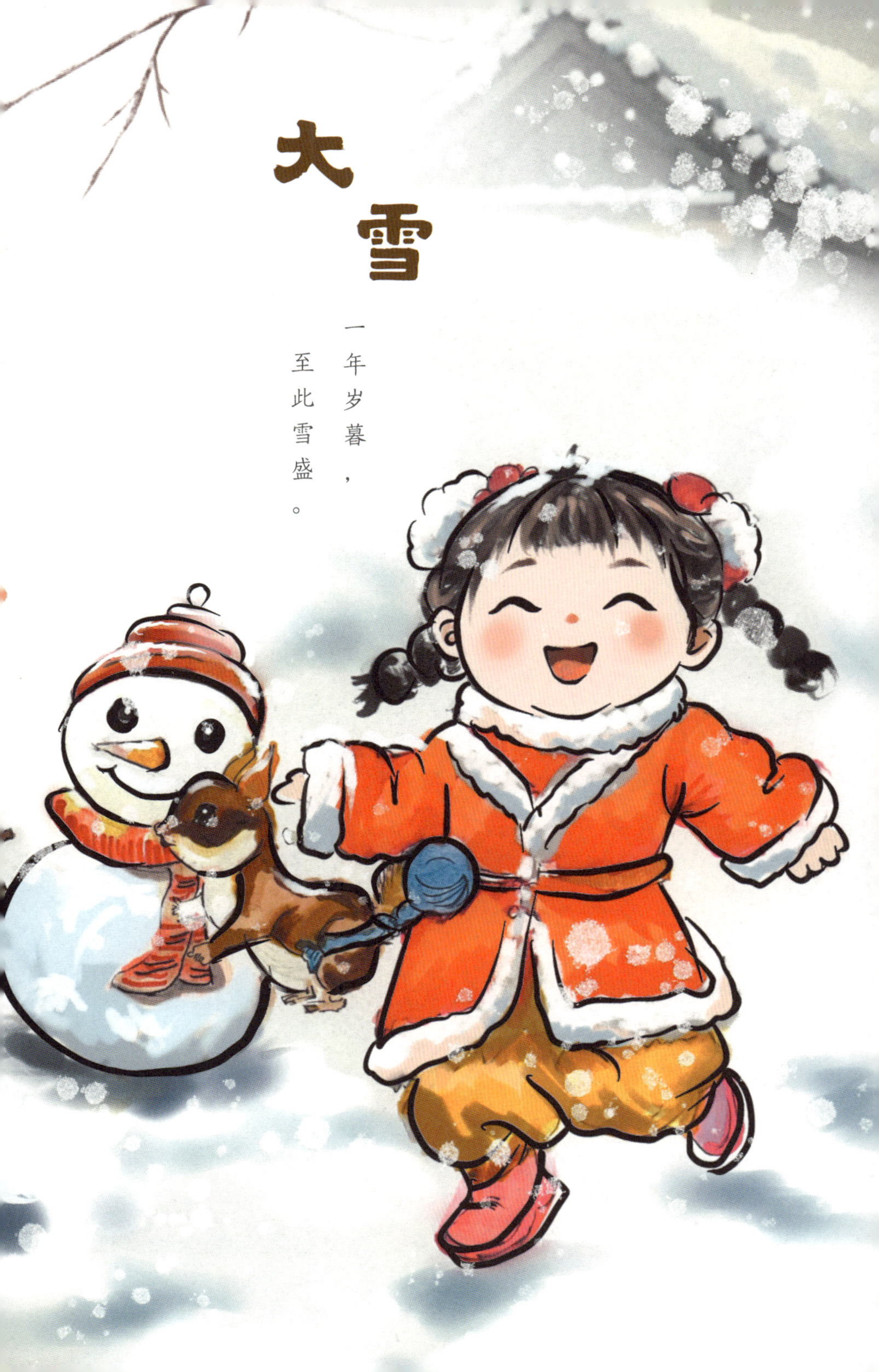

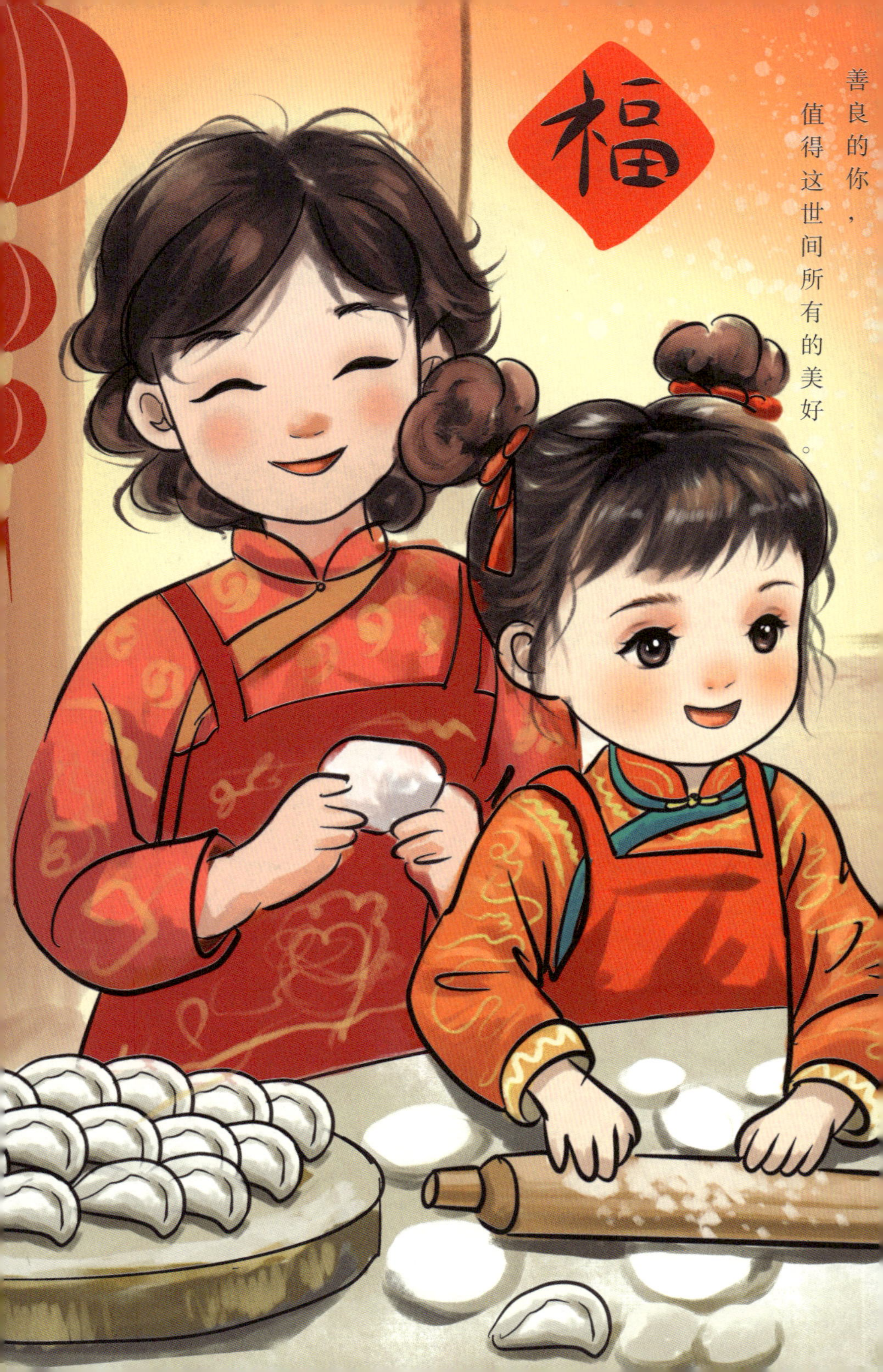

善良的你，值得这世间所有的美好。

冬至

天时人事日相催，
冬至阳生春又来。

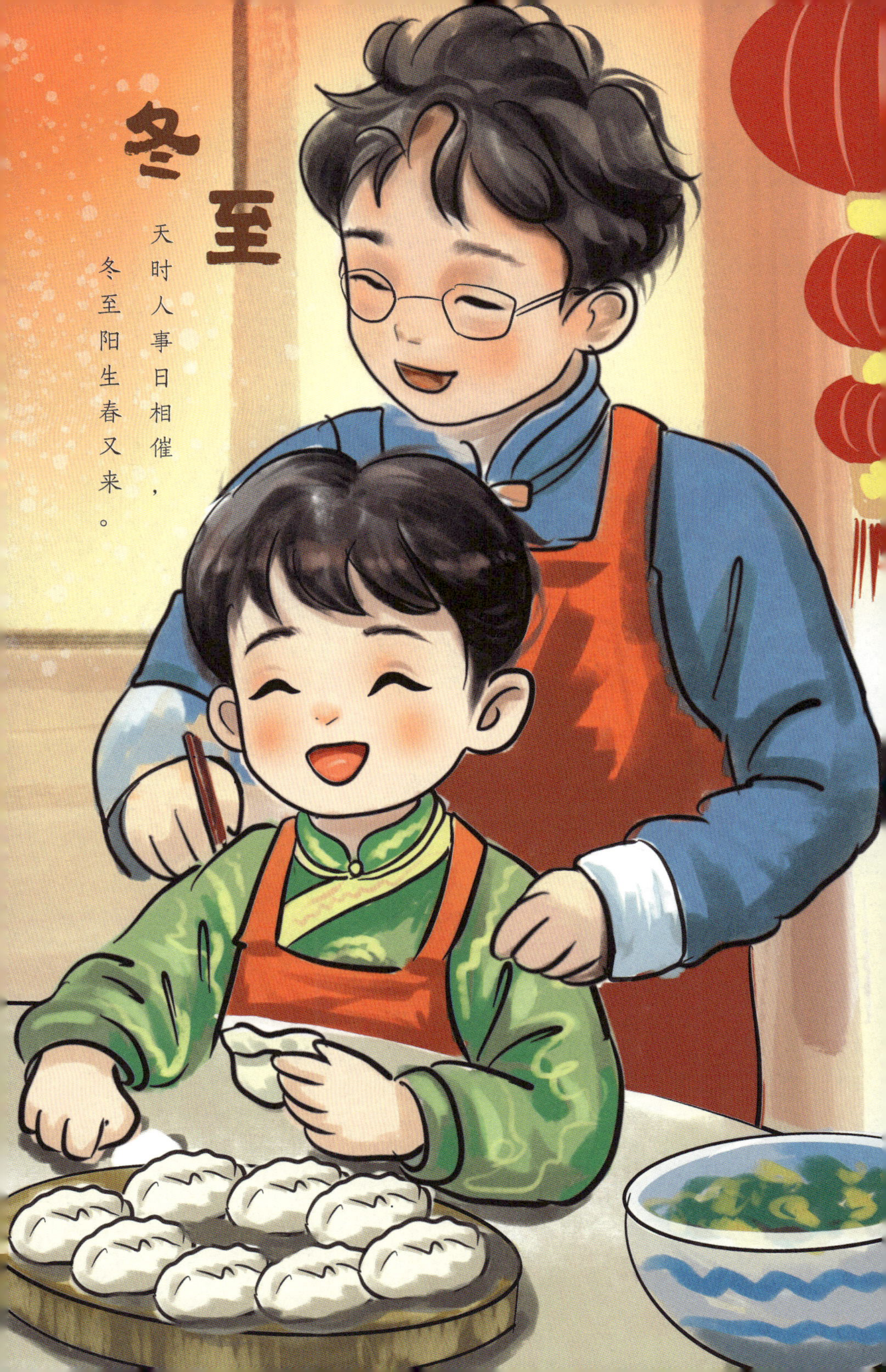

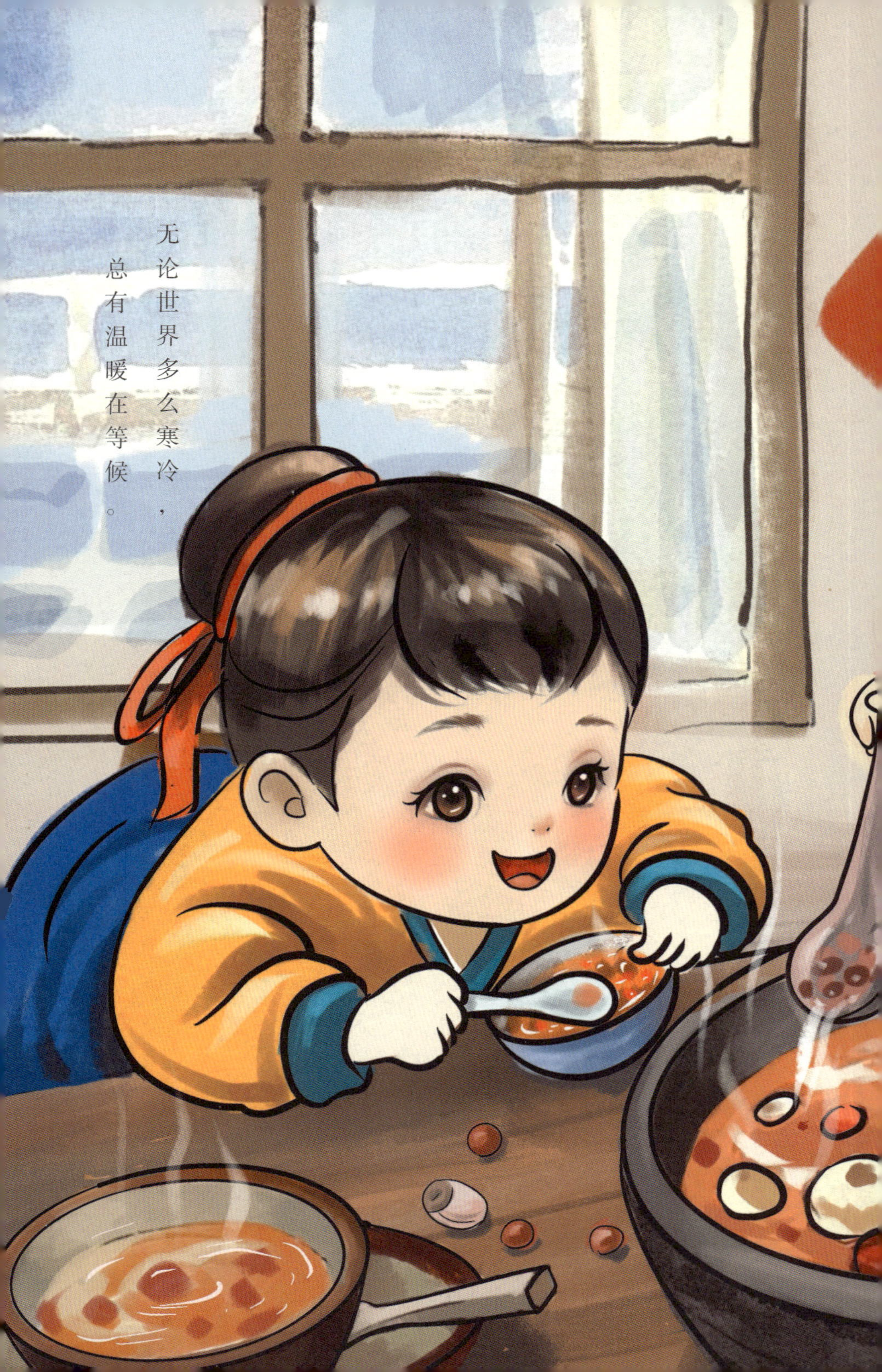

无论世界多么寒冷，
总有温暖在等候。

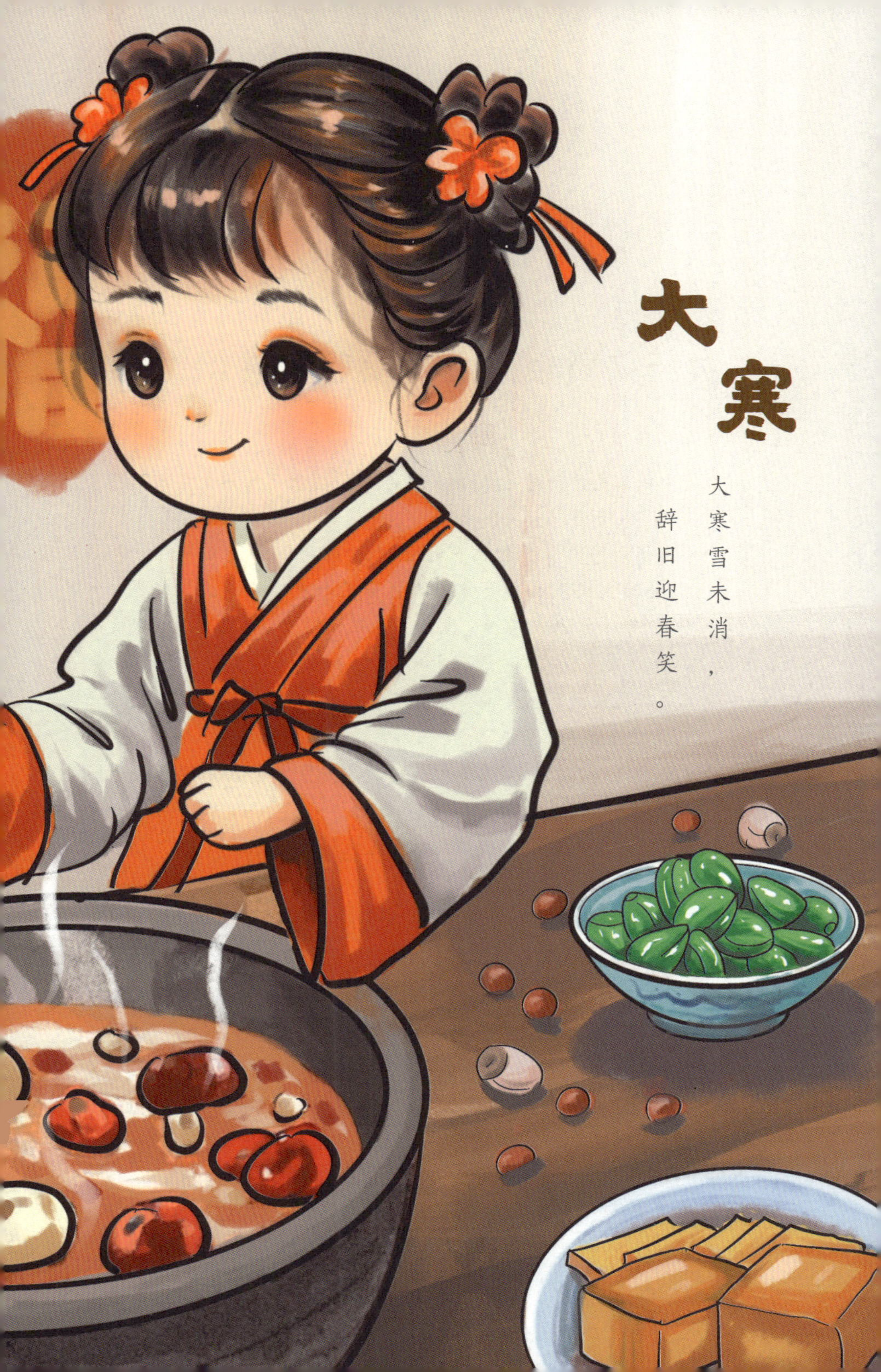

大寒

大寒雪未消，
辞旧迎春笑。

附录一

食药物质相关主要参考资料

◇《中华人民共和国药典》（国家药监局 国家卫生健康委 2020年第78号公告）

◇《中华人民共和国食品安全法》（2009年2月28日第十一届全国人民代表大会常务委员会第七次会议通过，根据2021年4月29日第十三届全国人民代表大会常务委员会第二十八次会议第二次修正）

◇《中华人民共和国食品安全法实施条例》（中华人民共和国国务院令第721号）

◇《按照传统既是食品又是中药材的物质目录管理规定》（国卫食品发〔2021〕36号）

◇《卫生部关于进一步规范保健食品原料管理的通知》（卫法监发〔2002〕51号）

◇《关于当归等6种新增按照传统既是食品又是中药材的物质公告》（国家卫生健康委、国家市场监管总局2019年第8号）

◇《关于党参等9种新增按照传统既是食品又是中药材的物质公告》（国家卫生健康委、国家市场监管总局2023年第9号）

◇《关于地黄等4种按照传统既是食品又是中药材的物质的公告》（国家卫生健康委、国家市场监管总局2024年第4号）

◇《本草纲目》（[明]李时珍.北京：人民卫生出版社，2004年9月）

◇《黄帝内经》（姚春鹏译注.北京：中华书局，2022年3月）

◇《饮膳正要》([元]忽思慧.北京：中国中医药出版社，2019年4月)
◇《神农本草经》(佚名著，支晓娟整理.广州：广东科技出版社，2022年2月)
◇《药性论》([唐]甄权.合肥：安徽科学技术出版社，2006年9月)
◇《日华子本草》([五代]吴越·日华子集.合肥：安徽科学技术出版社，2005年7月)
◇《金匮要略方论》([汉]张仲景等.北京：人民卫生出版社，2012年3月)
◇《本草备要》([清]汪昂.北京：人民卫生出版社，2023年5月)
◇《食疗本草译注》([唐]孟诜.上海：上海古籍出版社，2008年3月)
◇《救荒本草》([明]朱橚.上海：上海古籍出版社，2022年10月)
◇《食物本草》([明]佚名 编绘.扬州：江苏广陵书社，2015年10月)
◇《随息居饮食谱》([清]王士雄.北京：中国医药科技出版社，2022年1月)
◇《〈肘后备急方〉全本校注与研究》(郑洪主编.广州：广东科技出版社，2018年1月)
◇《衷中参西医圣张锡纯医学精髓》(刘从明主编.北京：华龄出版社，2020年1月)
◇《中国药膳大辞典》(王者悦.北京：中医古籍出版社，2017年10月)

◇《食疗本草经》(孔令谦.北京：华龄出版社，2006年10月)
◇《药膳食疗学》(刘志勇，游卫平，简晖.北京：中国中医药出版社，2017年3月)
◇《生活中的中医药》(张瑞贤.北京：中医古籍出版社，1999年11月)
◇《中医膳食食疗学》(杨世忠.北京：中医古籍出版社，2015年1月)
◇《中医药膳学》(马继兴.北京：人民卫生出版社，2009年2月)
◇《中医饮食保健学》(章海风.北京：中国纺织出版社，2022年2月)
◇《图解药膳养生大全》(焦明耀，李菲.北京：中医古籍出版社，2018年1月)
◇《药食同源与治未病》(王兆宪，王学斌，周忠光.北京：中国中医药出版社，2021年8月)
◇《实用中医药膳食疗学》(朱向东，冯胜利.北京：中国中医药出版社，2020年9月)
◇《女性常见病用药与食疗》(陈惠中，陈斌.北京：金盾出版社，2018年11月)
◇《高血压与高血脂药膳疗法》(孙炜华.上海：上海科学技术文献出版社，2005年5月)

附录二

食药物质中文名称索引

后记

食疗食养是祖国传统医学的一大特色，传承已数千年。自《黄帝内经》始，历代先贤躬耕不辍，梳理分析了药物与食物、药疗与食疗食养的关系，总结了辨证施治与药食协同作用的理论体系，提出了“药食同源”理念，并运用天人合一的哲学观，提出整体观与辨证施治思想，对现代医学中的慢性病、传染病、地方病、职业病等重大流行性疾病防治均有极大意义。当前，“推进健康中国建设，促进中医药传承创新发展”的时代号角已吹响，也吹醒了人们心灵深处的中医药文化基因，“合理膳食，食养是良医”已经走上我国全民营养健康的科普前台。

生命，不仅仅是活着，更是为了内心长久的坚持迎来理想实现后的绽放。随着国家推进对居民健康的全生命周期管理，中医学“治未病”思想也再次如沐春风，我们每一个人都是“维护自己健康的第一人”，恰如花草般，需用心呵护、精心养育。“让中医生活化，让生活中医化”，已不再是一句简单的标语。作为大健康时代的弄潮儿，每一味食药物质都被赋予生命的意义，它们不仅仅是食材，更是自然赋予我们的疗愈力量。现代研究证实，以食药物质为原料生产的产品，兼具食品营养和中药保健功能，对有效降低人群的潜在致病风险、预防慢性病和亚健康均有显著价值。近年来，国家正加快推广和完善食药物质目录管理工作，并通过产学研销一体化发展，助力祖国传统中医药学传承创新发展，推动祖国传统中医药文化影响力走向世界。

但客观上，食药物质是由我国首次提出的新概念，市场和人群的普及度还不高。为此，编者结合国家有关法规要求和系列健康“食养指南”等，结合编者前期出版的《食药物质实用手册》，以国家目前已公布的106味食药物质为基础，析其药性、用法，并精选212道简单易行的食疗食养方，介绍制作方法和功效，还秉承天人合一、万物并育理念，穿插节气手绘图，将自然界的韵律与食养之道融合，用食养的力量，让读者在慢煮辰光、品味生活的同时，亦能感受到四季更迭与生命律动，养心怡性，收获疗愈之喜，也为我国进一步推广宣传和发展完善食药物质目录管理工作提供参考。

需要说明的是，本书所录食疗食养方，均源自各类文献史料并稍加改良，但限于篇幅未能一一标注，特此致谢并致歉！而且，由于种种客观原因，本书的编辑必然存在一定局限性，恳请读者批评指正！后续，编者还将关注国家食药物质目录的调整，及时更新。

本书的编写出版得到教育部哲学社会科学研究重大课题攻关项目“新中国成立以来重大流行性疾病防治研究”（21JZD039）的支持与学术支撑，在此致谢！

编者

2024年11月

图书在版编目（CIP）数据

人间有味　慢煮辰光 ： 食药物质食养方 / 高围溦主编. -- 上海 ： 上海科学技术出版社, 2025. 4.（2025.9 重印） -- ISBN 978-7-5478-7054-9

Ⅰ. R247.1

中国国家版本馆CIP数据核字第2025ZZ3351号

本书内容仅供参考，不作医疗建议。若身体不适，请尽早就医。

人间有味　慢煮辰光——食药物质食养方

主编　高围溦

上海世纪出版（集团）有限公司
上 海 科 学 技 术 出 版 社 出版、发行

（上海市闵行区号景路159弄A座9F-10F）

邮政编码201101　www.sstp.cn

上海雅昌艺术印刷有限公司印刷

开本 889×1194　1/32　印张 8.5

字数 200千字

2025年4月第1版　2025年9月第3次印刷

ISBN 978-7-5478-7054-9 / R · 3208

定价：85.00元

本书如有缺页、错装或坏损等严重质量问题，请向印刷厂联系调换

食一碗人间烟火，
饮几杯人生起落。
准备好了吗？心归宁，
从饮食起，养生爱自己。
人间烟火里，岁岁皆美景。

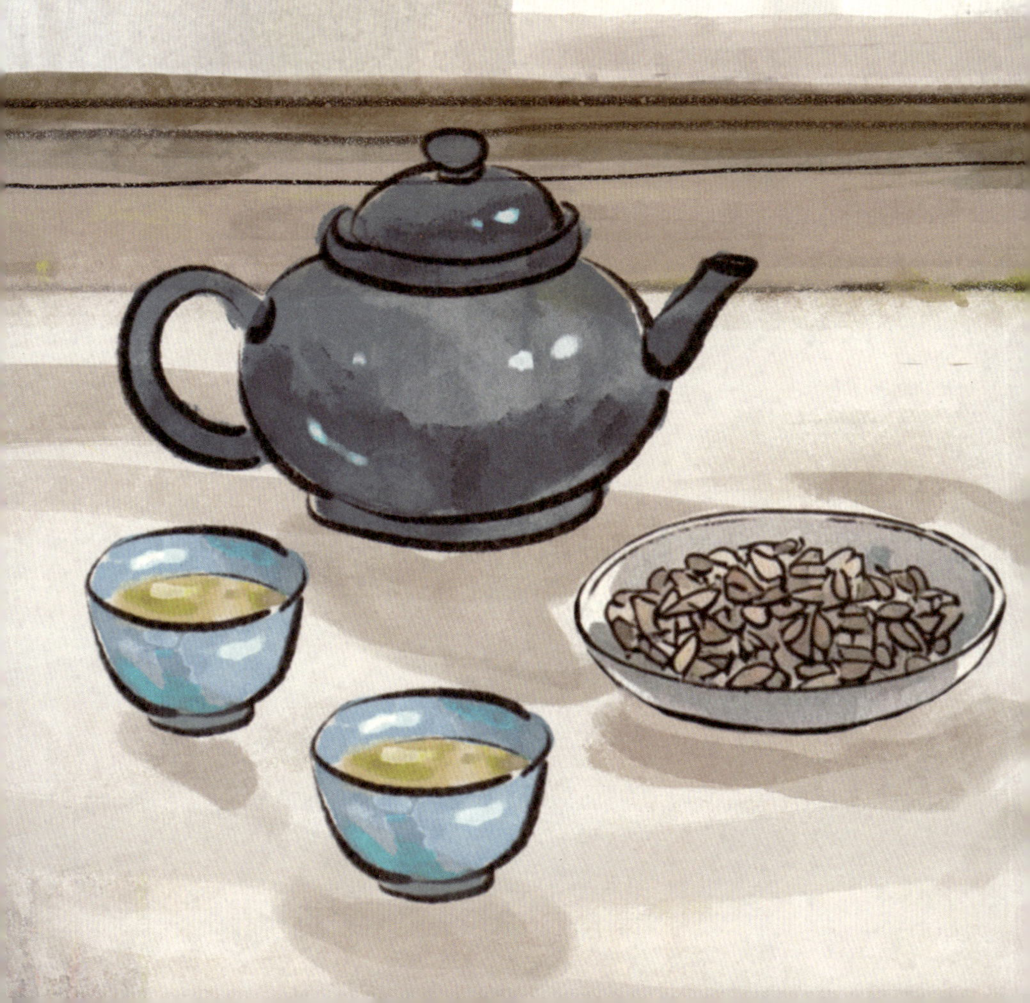